PODEROSA

JEN MANN

PODEROSA
Sua melhor versão depois dos 40

Falando com franqueza sobre menopausa,
mudanças de humor e terapia hormonal

Tradução de Marcia Men

☰ Editora **Melhoramentos**

Dados Internacionais de Catalogação na Publicação (CIP)
(Câmara Brasileira do Livro, SP, Brasil)

Mann, Jen
  Poderosa: sua melhor versão depois dos 40 / Jen Mann; [tradução Marcia Men]. – 1. ed. – São Paulo: Editora Melhoramentos, 2022.

  Título original: Midlife bites
  ISBN 978-65-5539-363-7

  1. Autoajuda 2. Crise da meia-idade - Humor 3. Desenvolvimento pessoal 4. Mulheres de meia-idade I. Título.

21-94494   CDD-305.2442

Índices para catálogo sistemático:
1. Mulheres de meia-idade: Conduta de vida: Sociologia 305.2442

Cibele Maria Dias – Bibliotecária – CRB-8/9427

Título original: *Midlife Bites: Anyone Else Falling Apart Or Is It Just Me?*
Copyright © 2022 by Jen Mann
Esta tradução foi publicada por acordo com a Ballantine Books, um selo da Random House, uma divisão da Penguin Random House LLC.
Direitos desta edição negociados pela Agência Literária Riff Ltda.

Tradução de © Marcia Men
Preparação de texto: Gabriela Rocha
Revisão: Patrícia Santana e Maria Isabel Ferrazoli
Projeto gráfico e diagramação: Carla Almeida Freire
Capa: R. S. Carone
Imagens de capa: Jacob Lund/Shutterstock e Valua Studio/Shutterstock

Direitos de publicação:
© 2022 Editora Melhoramentos Ltda.
Todos os direitos reservados.

1.ª edição, fevereiro de 2022
ISBN: 978-65-5539-363-7

Atendimento ao consumidor:
Caixa Postal 729 – CEP 01031-970
São Paulo – SP – Brasil
Tel.: (11) 3874-0880
sac@melhoramentos.com.br
www.editoramelhoramentos.com.br

Impresso no Brasil

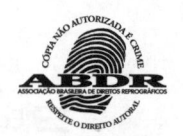

*Este livro é dedicado a toda mulher
de meia-idade exausta e levemente irritada
que não tem tempo para ler este livro,
mas que realmente deveria.*

Sumário

introdução   11

como, diabos, eu vim parar aqui?   25

toc, toc, toc. tem alguém aí?   34

o que é que você está fazendo com a sua vida?   40

faça amizades, caralho   53

isso no meu mamilo é pelo? e outras coisas que nunca pensei que perguntaria   67

quem você está chamando de doida?   78

vamos nos divorciar?   91

vamos conversar sobre sexo, meu bem!   106

diga sim mais vezes. a menos que você queira dizer não. mas tente o sim   114

ninguém está nem aí para você   124

você fará xixi nas calças   132

apenas seja feliz, droga!   141

como você está? de verdade   150

autocuidado é o que há   158

por que meus olhos são um pé no saco?   **170**

só eu faço tudo, porra   **181**

na próxima encarnação, nada de homens   **190**

tome coragem e tente algo assustador   **199**

os 40 são fabulosos, caralho   **209**

energias, auras e guias espirituais, minha nossa!   **213**

eu não sou para todo mundo, e está tudo bem   **225**

agradecimentos   **235**

NOTA DA AUTORA

Todos os nomes, circunstâncias e crises de meia-idade neste livro foram alterados para proteger os bons, os maus e os feios. Estas são minhas histórias e é assim que eu me lembro delas. Você pode se lembrar delas de outro jeito.

introdução

Vários anos atrás, quando comecei meu blog, *Gente que eu quero dar um murro na cara*[1], ele era um lugar no qual eu podia desabafar, contar histórias engraçadas sobre mim, o maridão e meus filhos, Gomer e Adolpha (juro que os nomes reais deles são piores), escrever sobre a vida em geral e todas as coisas que todo mundo pensa, mas nunca diz em voz alta. Poucos meses depois de começar, escrevi uma postagem sobre o "Elfo na prateleira" que viralizou, alcançando mais de um milhão de pessoas em pouco mais de 24 horas, lançando minha carreira de escritora. Ao longo dos anos, usei meu blog como um local para processar minhas emoções e opiniões, e a considerável plataforma on-line que construí funciona como um megafone para compartilhar esses sentimentos. Assim, com meu quadragésimo sétimo aniversário se aproximando e algumas durezas rolando na minha vida, comecei a me perguntar: "Será que estou vivenciando uma crise de meia-idade? E como é que isso funciona para mulheres?".

Voltei-me para minha comunidade on-line e escrevi a postagem "Tem mais alguém desmoronando ou sou só eu?", descrevendo como

---

1 No original, *People I want to punch in the throat.*

eu me sentia e divagando em voz alta (na internet) se outras pessoas se sentiam do mesmo jeito. A maioria daquilo que escrevo é engraçada ou sarcástica. Eu sou uma "reclamona" crônica. Ninguém jamais me chamaria de animada, mas aquele texto definitivamente estava longe do meu cardápio habitual. Sentindo-me um pouco perdida e sobrecarregada, fazia vários meses que eu não escrevia no blog e meu público estava em queda, de modo que eu não esperava realmente que muita gente ligasse para a postagem. Dessa vez, eu não estava em busca de audiência; escrevia para me ajudar a entender meus sentimentos e pelo que eu estava passando.

Eu escrevi a postagem antes do sol nascer, bem antes do horário programado para o meu despertador disparar. Sempre escrevo melhor e mais honestamente no meio da noite, quando há poucas distrações e poucas inibições. Não importa sobre o que eu esteja escrevendo, sempre tento ser honesta e verdadeira. Mas, às vezes, eu deixo de fora as coisas mais dolorosas – nem tudo é para o consumo do público. Escrevi a postagem no meu laptop, na cama, enterrada debaixo das cobertas, com lágrimas e ranho escorrendo pela cara, uma bagunça, cercada por lenços de papel usados e embolados. O maridão estava viajando e meus filhos ainda dormiam. Eu estava sozinha.

Quando terminei de escrever, prendi o fôlego por um segundo antes de clicar em "Publicar". Esta foi a primeira (e única) vez em que fui tão pura e vulnerável sobre algo além do meu ultraje diante de um comportamento desprezível ou de bobagens em geral. Eu nem sequer tentei suavizar a coisa ou soltar alguma piadinha inoportuna. Apenas me abri completamente, enquanto ao mesmo tempo me perguntava se esse podia ser o fim da minha carreira. Respirei fundo e apertei o botão.

tem mais alguém desmoronando ou sou só eu?

postagem no blog *Gente que eu quero dar um murro na cara*
8 de julho de 2019

Então, tenho mais ou menos certeza de que estou passando por uma crise de meia-idade. Sinto que estou desmoronando. Tenho a impressão de que, quanto mais tento evitar, mais rapidamente eu me despedaço. Sinto que estou me afogando e não consigo respirar. E, ainda por cima, sinto-me também anestesiada. Só não tenho certeza de que se trata de uma crise de meia-idade, porque, quando pesquiso no Google "crise de meia-idade" ou "sinais de uma crise de meia-idade", boa parte das informações aponta como os homens se sentem ou podem lidar com isso. Não existe muita informação por aí para as mulheres.

Pensei: "talvez não aconteça conosco?". Não, acho que é mais o caso de não falarmos sobre essas coisas.

Eu me lembrei de uma história sobre minha bisavó que, ao se sentir sobrecarregada, pediu ajuda ao médico dela, mas ele a censurou: "Senhoras finas não discutem essas coisas".

Senhoras finas não discutem essas coisas.

Que bom que não sou uma senhora fina, não é? Porque estou pronta para discutir esse assunto desconfortável.

Estou péssima. Venho me sentindo assim há cerca de um ano já e estava com medo de dizer alguma coisa mesmo para meus amigos mais próximos e minha família. É uma merda dizer isso, porque eu sei que magoa as pessoas mais chegadas a mim; além disso, soa igualzinho à típica angústia suburbana. Se eu fosse uma refugiada em algum canto, não teria o luxo de dizer que "simplesmente não estou feliz". Não estou fugindo para me salvar, não estou vendo as pessoas ao meu redor serem assassinadas, não tenho nenhuma dificuldade real na minha vida, então que porra é essa? Aguenta firme! Certo?

Mas não sei, não. Será que eu não mereço ser feliz? Não devo isso a mim mesma? Não é isso que estou sempre pregando? Ou será que eu deveria guardar tudo isso para mim e apenas seguir em frente, sem criar caso?

Sim, estou bem infeliz e insatisfeita com a minha vida. Passei dos 45 e sinto que, agora, é só ladeira abaixo. Eu me pergunto diariamente: "É só isso? Isso é mesmo tudo?".

O que, de novo, é uma merda de se perguntar, porque eu sei que a minha vida não é horrível. E aí isso me faz sentir ainda pior. Como se eu não fosse grata por tudo o que eu tenho ou por tudo que conquistei.

Eu sou grata, eu só... queria mais. Eu esperava mais. É só que, no meio dos 40, eu esperava estar mais adiantada na minha carreira. Esperava mais segurança. Esperava um relacionamento diferente. E não sou uma perfeccionista ou alguém de desempenho constantemente alto, sob nenhum aspecto, mas acho que estabeleci metas bem elevadas para mim mesma e, quando não as atingi, isso meio que me jogou numa espiral descendente. Sinto que estou sempre lutando para me agarrar ao que eu tenho e mal consigo avançar. Parece que, cada vez que eu entendo o que está havendo, alguém move a minha linha de chegada. Sinto que desperdicei meus 20 anos fazendo coisas idiotas, quando deveria estar trabalhando com mais empenho, mais inteligência, mais velocidade, sei lá. Talvez se eu tivesse feito isso, estaria numa posição melhor agora? Não sei. Fico revivendo situações do passado e me preocupando com as escolhas que fiz. E isso não está ajudando. Eu era capaz de pegar esses arrependimentos e esse medo e transformá-los em algo produtivo, mas agora simplesmente deixo que eles me arrastem para o fundo do poço.

Meu marido fundou uma *start-up* há alguns anos e vem trabalhando bastante nisso, mas ela não está decolando tão depressa quanto nós queríamos. Ela exige muito do tempo dele, por isso ele não consegue me ajudar tanto quanto costumava. Também não consegue trabalhar tanto no seu emprego "real", então a pressão de produzir ainda mais e sustentar a família recaiu sobre mim. Venho lidando com problemas de saúde há um ano e meio, o que tem sido financeira, emocional e fisicamente difícil. Depois de mais de vinte anos juntos, sinto que a paixão acabou no meu casamento. Não me entenda mal, o maridão e eu nunca fomos de arrancar as roupas um do outro em público, mas, ultimamente, meu casamento parece mais uma parceria de negócios. Somos grandes parceiros, mas não conversamos sobre nada além do nosso trabalho. As coisas não eram assim. Talvez tenhamos ficado sem assunto? Meus filhos estão ficando mais velhos, e eu me preocupo se fiz um bom trabalho na criação deles. Nunca tive dúvidas sobre minha forma de educar antes, e eles não estão fazendo nada que me faça questionar sua educação, mas, mesmo assim, não consigo evitar a sensação de que, de algum jeito, eu ferrei a vida deles e eles não serão membros úteis da sociedade. Quando meus filhos eram pequenos, eu sentia que tinha perdido minha identidade porque, de repente, eu era a "Mamãe" e não mais a "Jen". Eu já não era tão jovem ou interessante. Agora que meus filhos estão mais velhos, estou perdendo minha identidade de "Mamãe". O que eu vou ser daqui a alguns anos, quando eles forem embora para a faculdade? Será que eu volto a ser "Jen"? Uma pessoa ainda mais velha e menos interessante?

Eu já não durmo bem mais, choro e estou irritadiça. Não me sinto engraçada há meses. A última vez que me senti assim foi anos atrás. E foi por isso que eu comecei este blog. Estava sentindo uma tonelada de pressão e incrivelmente sobrecarregada pela minha vida e comecei a escrever aqui. Encontrei minha sanidade, minha turma e uma carreira para mim.

Escrever é o meu jeito de lidar com o estresse e a dor na minha vida, mas dessa vez mantive tudo guardado dentro de mim. Eu mal postei no blog em um ano e, quando posto, é sempre sobre bobagem frívola em vez de compartilhar o que estou sentindo de fato. Eu sempre disse que não me importava com o que as pessoas pensavam sobre mim e sobre o que escrevia, mas, nesse ano, eu me importei. Eu sempre disse que sou um livro aberto e que falo o que penso, mas, nesse ano, guardei muita coisa para mim. Porque, pela primeira vez, tive vergonha de como me sentia. Eu estava preocupada em magoar as pessoas de quem mais gosto com minha honestidade. Estava preocupada com o que desconhecidos pensariam de mim. Estava preocupada em parecer um fracasso ou, pior, uma "reclamona".

Bom, para mim, já chega disso. Estou sentada aqui, cuspindo tudo nas páginas em meio às lágrimas. Estou soltando tudo aqui e abrindo mão de tudo, porque acho que vou explodir se continuar guardando isso aqui dentro.

Na semana passada, contei às minhas amigas como me sentia. Foi com apreensão que perguntei se mais alguém se sentia como se estivesse perdendo o controle. Eu estava com medo de que elas fossem me dizer que eu estava doida. Que eu tinha uma vida ótima e precisava engolir o choro e parar de ficar com pena de mim mesma, ou algo assim. Em vez disso, elas se abriram e compartilharam seus próprios sentimentos e eu me dei conta de que não estava sozinha.

Não posso sequer descrever o alívio que aquilo havia me trazido.

Eu olho ao meu redor e vejo homens da minha idade comprando carros esportivos, fazendo implantes capilares e namorando mulheres de 20 e poucos anos. O que as mulheres fazem quando estão passando por isso? Pelo que pude perceber, sofremos em silêncio.

Somos nós que emplastramos sorrisos falsos, ou no mínimo caras neutras, e seguimos em frente, cuidando de tudo, apesar de estarmos gritando por dentro. Somos nós que cuidamos de nossos pais, filhos e maridos. Somos quem garante que todo mundo tenha aquilo de que precisa. Somos quem cuida de todos os outros, exceto de nós mesmas. Somos quem não fala sobre sensação de solidão, medo, inadequação, fracasso, ou seja lá o que for, porque temos medo de soar egoístas ou de ser julgadas. E, francamente, não temos tempo para nos sentir infelizes.

Eu finalmente desmoronei e contei ao meu marido como me sentia. Não foi nenhuma grande revelação. Ele não é burro. Ele reparou a mudança em mim. Sentiu que eu estava me afastando dele, da nossa vida. Eu estava desconectada e fazendo as coisas por fazer, e ele pôde perceber, só não sabia o que fazer para me ajudar. O conselho que ele me deu foi: "Você precisa escrever sobre isso". O conselho dele foi incontestável.

Mesmo agora, enquanto chego ao fim desta postagem, estou me sentindo melhor. É gostoso ser franca, honesta e verdadeira sobre meus sentimentos de tristeza. Não estou curada, de jeito nenhum, mas me sinto melhor, sim. Colocar meus pensamentos e sentimentos no papel sempre foi minha forma de terapia. Sempre foi assim que eu processei as coisas mais difíceis. Eu me distanciei disso nesse ano e quero voltar à escrita. Não vou me preocupar com quantas visualizações vou receber ou com o SEO[2] que preciso para trazer tráfego para esta postagem, porque essa merda não importa. O que importa é que as pessoas que precisam ver e ouvir isso encontrem esta postagem.

Se você se reconhece no que eu escrevi aqui, então simplesmente saiba que você não está sozinha. Você não precisa sofrer em silêncio. Você não está quebrada e não é egoísta. Você é normal. Eu te entendo e te vejo. Eu sei que dói e sei que você se preocupa em não magoar as pessoas ao seu redor, mas você precisa fazer de si mesma a sua prioridade neste momento. Está na hora de colocarmos nossa máscara de oxigênio primeiro. Você não está ajudando ninguém quando fica guardando tudo isso aí dentro. E não está enganando ninguém. Temos de falar e fazer com que as pessoas em nossas vidas saibam como elas podem nos ajudar.

Eu gostaria de embrulhar isso com um lacinho e entregar a vocês um final feliz e algum conselho ótimo, mas ainda não cheguei lá. Neste momento, não sei o que fazer para me ajudar. Eu sei que o autocuidado é essencial. Descobrir o que vai me recarregar e me ajudar a superar. Como eu disse, somente escrever sobre isso já foi um alívio imenso, por isso eu sei que eu preciso continuar escrevendo. Simplesmente voltar a escrever o que está na minha mente já é um conforto.

Também preciso reencontrar minha graça. Eu costumava achar tudo engraçado com facilidade, mas neste momento não estou vendo graça em nada. Eu vasculho meu cérebro todo dia tentando encontrar algo engraçado para escrever a respeito. Fico chocada quando de fato rio em voz alta, e é uma sensação de alívio tão arrebatadora que parece que estou embriagada, mas é fugaz. É difícil ser engraçada ou encontrar o humor agora, mas estou determinada a fazer isso de novo. Eu sempre disse: "Você vai rir ou vai chorar, então sempre é melhor rir". Bom, eu chorei o bastante e estou pronta para rir outra vez.

– Jen Mann

---

2   Sigla para *search engine optimization* ou, em português, otimização para mecanismos de busca. (N. da E.)

Esperei com nervosismo pelas reações do público-leitor. Eu sabia que essa postagem era diferente. Não era apenas um típico artigo de opinião em que eu podia defender minha visão ou escrever sobre algo difícil com comentários mordazes. Esta era pessoal e emotiva para mim. Baseada em meu estado mental naquele momento, eu não sabia se conseguiria lidar com uma repercussão ruim. Mas, honestamente, o que alguém poderia me dizer que eu já não tivesse dito a mim mesma? Eu me preparei para o primeiro de muitos comentários do tipo "Sério? Esses são os problemas mais de primeiro mundo que eu já ouvi, Jen!" ou "Cresça, Jen!" ou "Você já experimentou usar óleos essenciais?".

Abri o Google Analytics para ver quantas pessoas estavam lendo a postagem. Meu ego estava dividido: sim, comentários negativos poderiam me magoar, mas o que me deixaria absolutamente destruída seria se ninguém lesse o que eu publiquei ali. O que eu posso dizer? Sou um maldito enigma.

Os números estavam altos. Altos mesmo. O mapa de "tópico quente" estava aceso, e eu podia ver que a postagem estava sendo lida pelo mundo todo.

E aí os comentários começaram a surgir, e eu fiquei aliviada por não ver nem uma menção a óleos essenciais:

"Você definitivamente não está sozinha. Todo dia, assim que acordo, eu imediatamente penso em quando posso voltar para a cama. Eu não quero mais participar. Sinto que minhas amizades estão se esvaindo. Não estou triste, esta não é a palavra certa. É mais uma sensação de inutilidade ou desgaste. Como se eu tivesse servido ao meu propósito e sido deixada de lado."

– *Kristen*

"Você não está sozinha. No ano passado, depois de lidar com algo similar, eu simplesmente abandonei a minha vida com o propósito de me encontrar de novo, de encontrar a felicidade."

– *KayLynn*

"Muito obrigada por isso! Eu estava precisando. Precisava ouvir que não estou sozinha."

– Jenni

"Isso se parece muito com o que tenho passado nos últimos anos."

– Angela

"Entendo perfeitamente o que você está dizendo. Estou com 48. Por muito tempo, fui a cuidadora de todo mundo, pais, filhos, marido. Em um período curtíssimo, três parentes mais velhos de quem eu cuidava morreram e meus filhos adolescentes viraram uns cuzões. Eu não soube, e ainda não sei o que fazer de mim, nem como tomar conta de mim. Assim como você, minha vida é boa, mas eu sinto como se tivesse desperdiçado completamente todas as minhas chances e acabado num lugar que é menor que o meu potencial."

– thinkpos

"Enquanto lia isso, eu pensava que de algum jeito você tinha entrado na minha mente, minha vida, meu casamento e minha casa e escrito sobre o que viu."

– Tammy

"Obrigada por compartilhar isso. Obrigada por sua honestidade. Obrigada pelas palavras que eu tenho sido incapaz de encontrar."

– Anônima

"Estou tão agradecida por ter resolvido clicar aqui e dar uma lida [...] sinto como se houvesse uma tribo aí fora. Estou com 47 anos e, entre problemas de saúde que são sérios, mas não mortais, e um casamento que está, mais do que provavelmente, terminando após 23 anos [...] estou destruída [...]. Obrigada por escrever o que obviamente muitas também estão sentindo."

– Anônima

"Jen, sinto que você sabe exatamente pelo que eu estou passando [...] Obrigada por ter escrito esse texto tão importante e por ter começado essa conversa [...]."

– Deborah

"Sinto como se você tivesse vivido dentro da minha cabeça pelos últimos quatro anos [...] Estou compartilhando na esperança de que mais alguém também esteja se sentindo assim."

– Theresa

A reação imensa e instantânea foi incrível. Senti um apelo imediato para entrar em ação. No passado, eu tinha encontrado sucesso criando uma comunidade de pais com uma mentalidade parecida e soube naquele momento que estava na hora de criar outra comunidade, dessa vez para mulheres "de uma certa idade", essencialmente dos 40 aos 60, que estavam vivenciando a mesma coisa que eu. Compreendi o quanto me sentia solitária e perdida e agora me dava conta de que, sem dúvida, havia muitas outras lá fora que se sentiam do mesmo jeito. Eu percebi que precisava criar um espaço no qual mulheres de meia-idade pudessem conversar de forma franca e honesta umas com as outras. Todas nós temos o direito de sermos felizes. De nos sentir realizadas. De nos sentir completas. De ter nossas preocupações físicas e mentais, e nossas enfermidades, diagnosticadas e tratadas de maneira adequada. Não deveríamos ficar com vergonha nem nos sentir esquisitas falando sobre nossos sentimentos ou as mudanças em nossos corpos com nossas famílias, nossos médicos ou umas com as outras. Não deveríamos tratar esse estágio da nossa vida como um segredinho sujo do qual "senhoras finas" não falam. Está na hora de começar a conversa sobre as lutas físicas e emocionais das mulheres de meia-idade, e eu me ofereço como tributo! Eu sabia que era importante, porque imediatamente me senti melhor quando minhas leitoras me procuraram e compartilharam suas histórias. Muito, muito obrigada a todas que me apoiaram. Vocês compartilharem suas experiências e sabedoria comigo serviu de conforto para mim na época e ainda serve agora. Vocês são a inspiração por trás da escrita deste livro.

Poderosa: sua melhor versão depois dos 40 oferece um vislumbre da jornada em que embarquei no último ano e meio. Serei tão honesta e franca com vocês quanto puder aqui, porque preciso ser honesta e franca comigo mesma. Não vai ser fácil. Eu vou ter de ir ao âmago dos meus sentimentos. Terei de derrubar algumas das minhas muralhas e permitir que vocês entrem. Terei de testar meus limites e tentar coisas novas. Tudo isso vai doer um pouco. Na verdade, se eu fizer certinho, vai doer bastante. Mas precisa ser feito, porque todas nós sabemos que crescer é doloroso, e eu preciso crescer um pouco.

Tendo caminhado por essa trilha com você e à sua frente, espero que, no final, este livro possa lhe ser útil, porque, vamos admitir, eu dou conselhos ótimos, porra! Vou soltar algumas pérolas de sabedoria, algumas pedras preciosas e te contar o que funcionou e também o que foi uma bela bosta para mim, mas, quem sabe? Pode funcionar para você. Vou te mostrar que você não é a primeira mulher a ter uma crise de meia-idade, e também não será a última. Isso é algo com que toda geração precisou lidar, mas a Geração X, e com sorte aquelas que vierem depois, lidarão de um jeito diferente. Nossas mães e avós passaram pela meia-idade sem uma comunidade on-line na qual se apoiar, mas minha geração entende o valor de uma turma virtual de mulheres bem conectadas e decididas a apoiar umas às outras. Sabemos que, quando ajudamos umas às outras, as coisas difíceis ficam mais fáceis. Criamos nossos filhos na era digital, e com a ajuda de grupos sobre a criação de filhos on-line, formamos elos com desconhecidos que acabaram sendo alguns de nossos amigos mais próximos, aqueles em quem mais podemos confiar. Encontramos pessoas que compreendiam nossas lutas, que nos guiaram pelos trechos mais duros, e então nós viramos e estendemos as mãos para as mulheres atrás de nós, para que, na nossa vez, pudéssemos ajudá-las. Vamos fazer isso de novo. Só que, agora, em vez de compartilhar dicas para o desfralde ou modos de camuflar os vegetais nas refeições dos nossos filhos, vamos dar bons conselhos sobre calorões, suor nos peitos, pelos no queixo, mudanças de humor e terapia hormonal.

Bem-vindas ao meu mundo!

Com amor, Jen

Sua melhor versão depois dos 40

como, diabos, eu vim parar aqui?

Não sei como foi para você, mas para mim a meia-idade veio do nada e me chutou bem nas partes baixas.

Para dizer a verdade, eu pensei que havia escapado daquele marasmo da meia-idade sobre o qual ouvi mulheres mais velhas cochichando quando achavam que eu não estava ouvindo. Eu desabrochei tardiamente e só atingi meu ápice aos 30, então, quando cheguei nos 40, eu estava me sentindo ótima, na verdade. Poucos anos antes, eu havia começado um blog chamado *Gente que eu quero dar um murro na cara*, que acabou me ajudando a desenvolver minha carreira de escritora, algo com que eu sonhava desde que tinha 5 anos. Eu estava casada com um homem que me adorava. Meus filhos eram bem bacanas e, o melhor, todo mundo finalmente sabia ir ao banheiro sozinho. E o mais importante de tudo, todo mundo era saudável. Eu morava numa bela casa, numa comunidade segura, por onde rodava em uma belíssima minivan comprada com meu próprio dinheiro. Olhando de fora, parecia que eu tinha uma vida boa para caralho.

Mas aí, certa manhã, acordei com um resmungo (porque parece que, desde que eu fiz 45, nunca mais acordei sem um resmungo) e dei uma olhada longa e honesta para o espelho. Algo que eu não fazia há um bom tempo. Cada ruga, cada cabelo branco, cada parte mole e caída do corpo entraram num foco perfeito. Fiz uma careta e finalmente reparei que a bancada do banheiro estava lotada de cremes e séruns milagrosos, óculos de leitura, vitaminas e diversos remédios controlados para mazelas recém-diagnosticadas das quais pensei que apenas avós sofressem.

Tentei me concentrar no lado positivo: nunca fui linda de morrer, portanto o desbotamento da aparência não deveria me incomodar muito – raciocinei. Sempre fui elogiada pelo meu... meu o quê, mesmo? Ah, sim, meu raciocínio rápido. Só que isso também estava desaparecendo. Merda. Quando foi que meu cérebro virou uma tigela de mingau de aveia? (Mais tarde, eu tentaria botar a culpa do meu cérebro anuviado no coquetel de remédios que tomo para minha doença de velha, mas meu médico me garantiu que meu cérebro não corria riscos porque os efeitos colaterais destruiriam apenas meu fígado. Maravilha, não?)

Joguei um punhado de remédios mais meu anti-inflamatório diário na boca e resmunguei:

– Quando foi que isso aconteceu?

Olhei para meu celular, como se o Google talvez tivesse uma resposta para mim. Em vez disso, vi meu calendário superlotado, zombando de mim com uma mensagem em letras maiúsculas, anunciando que meu aniversário de 47 anos seria dali a poucos dias.

"Quarenta e sete, já?" Dei-me conta de que eu estava na metade da minha vida (provavelmente até mais do que a metade, se eu quisesse ficar *realmente* deprimida) e quando analisei todas as coisas que eu havia realizado e juntado nesses 47 anos, eu me senti incrivelmente decepcionada. Metade da minha vida havia passado num piscar de olhos, e o que eu tinha para mostrar? *Isso é tudo?*

Por meses, talvez até anos, eu vinha ignorando o lento e borbulhante acúmulo das minhas emoções, mas, naquele dia, a sensação foi diferente. Naquele dia, eu não pude ignorá-las e não pude impedi-las de transbordar. Antes que eu pudesse dizer "Desliga tudo!", senti as comportas se abrindo. Todos os pensamentos e emoções que ignorei e enterrei lá no fundo diariamente rolaram para fora de uma vez só.

Meu cérebro podia estar nublado, mas ainda conseguia ser um cuzão de primeira. Naquele dia, ele foi totalmente cuzão.

"Daqui para a frente, é só ladeira abaixo, Jen."

"Que porra você está fazendo da sua vida?"

"O que você realizou?"

"Como você vai se aposentar? Já viu sua conta bancária? Eu sei que você ganhou dinheiro. Onde, diabos, ele foi parar?"

"Você já viu o que a Elizabeth, sua vizinha, fez? Ela administra a própria empresa e ainda fundou uma instituição de caridade esse ano. Ah, e não vamos nos esquecer, ela ainda encontra tempo para malhar todo dia para manter o corpo durinho e ainda tem encontros toda semana e sexo fantástico com o marido gostosão. Quando foi a última vez que você teve algo fantástico que não fosse uma sobremesa? Você ainda lembra como se faz sexo, Jen?"

"Além disso, ela é uma supermãe que ainda lê para os filhos toda noite antes de dormir. Sim, eles têm 14 e 16, mas *querem* passar seu tempo com ela. Quando foi a última vez que seus filhos quiseram algo de você além de dinheiro, Jen?"

"É isso? Isso é tudo o que você vai fazer? Não deveria haver mais? Você tinha planos maiores do que uma minivan, um par de filhos petulantes e um marido ranzinza, não tinha?"

"Por que você perde tanto tempo? Será que assistir a todas as temporadas de *Friends* duas vezes valeu mesmo a pena?"

"Será que você devia cortar a franja? Uma franjinha sempre fez você se sentir melhor. Bom, na verdade, a ideia de uma franja faz você se sentir melhor. Porque franja sempre fica horrível em você. Não corte a franja – ou corte. Talvez dessa vez seja diferente... o que você tem a perder?"

"Por que você está tão infeliz?"

"Por que você está tão brava? Sério. Esse tanto de raiva não é normal."

"Quando você começou a se sentir assim?"

"Por que isso está acontecendo?"

"Você é a única que se sente assim, Jen. Está totalmente sozinha. Obviamente, está em pedaços."

Eu estava desmoronando. Perdendo a noção. Enlouquecendo. Seja lá como você quiser chamar. Eu estava numa espiral fora de controle e não conseguia parar. Estava paralisada pelo medo de seguir em frente e pela decepção do que já havia deixado para trás. Eu me sentia consumida pela ideia de que já tinha fracassado e não havia nada que eu pudesse fazer para melhorar. Qual era o sentido? Os anos "bons" estavam no meu passado e agora eu era "velha demais" para fazer algo incrível. Não. Tudo pelo que eu podia esperar eram a velhice e a morte.

E aí, caso eu não estivesse me sentindo mal o suficiente, chegou a vergonha de me sentir assim.

"Você está me zoando com essa merda? O que está acontecendo com você, Jen?"

"Eu perdi alguma coisa?"

"Você está morando numa barraca?"

"Você está fugindo para se salvar?"

"Você está num relacionamento abusivo?"

"Você está com alguma doença crônica?"

"Você está morrendo?"

"Um filho seu está morrendo?"

"Não! É claro que não. Você está remoendo! Tem tanta gente por aí que está muito pior do que você... Quem você pensa que é? O que te faz pensar que você é tão especial? O que te faz pensar que você merece mais? Tem pessoas que matariam para ter a sua vida, sua vaca egocêntrica, mesquinha e insuportável. Você precisa segurar essa marimba, fazer uma cara feliz e simplesmente ser grata pelo que tem!"

Sejamos francas, não é como se eu pensasse que um dia curaria o câncer ou traria a paz mundial, mas eu pensava que, a essa altura da minha vida, teria *feito mais*. Eu pensava que *teria mais*. Mais amor. Mais paixão. Mais experiência de vida. Mais dinheiro no banco. Mais sucesso. Mais amigos. Mais autoestima. Mais felicidade. Mais *tudo*.

E a gente não devia estar com tudo resolvido aos 47? Quarenta e sete é uma idade séria para mulheres sérias. Mulheres com 47 anos têm poupanças robustas para a aposentadoria, conservam seu carro com a manutenção sempre em dia e passam fita dental diariamente. Mulheres de 47 pedem salada de acompanhamento em vez de batatas fritas e têm um contato no telefone para tudo, desde limpeza das calhas até tutores de matemática, passando por depilação à cera e conselheiros matrimoniais. Mulheres de 47 fazem festas enormes para celebrar 25 anos de felicidade conjugal e dizem coisas como "mal posso esperar por mais 25 anos", e falam sério!

Eu não conseguia nem combinar a calcinha e o sutiã diariamente, como se poderia esperar que eu tivesse a vida toda resolvida?

E apesar de um pouco disso ser culpa minha, porque desperdicei os primeiros trinta anos da minha vida em permanentes ruins, namorando escrotos, trabalhando em empregos que eram becos sem saída e assistindo a todas as temporadas de *Friends* não duas, mas *três vezes*, na verdade, eu tinha de botar parte da responsabilidade por meu mal-estar generalizado e falta de realizações no universo. Eu tentei fazer as coisas do jeito certo, mas não importava o que eu fizesse, descobria que nunca conseguia ir muito longe e estava me afogando. Em razão da economia de merda que havíamos feito e dos meus hábitos de consumo\igualmente de merda, não estávamos nem de longe tão saudáveis financeiramente quanto outras pessoas de 47 anos. Meu casamento era relativamente sólido, mas àquela altura o maridão e eu éramos mais sócios ou colegas de quarto do que amantes. A faísca estava se apagando, senão completamente extinta. Eu me sentia um fracasso em todos os aspectos da minha vida. Meus filhos adolescentes logo sairiam de casa e eu não teria mais aquele amortecedor entre mim e ele. Como preencheríamos o silêncio em nossa casa? Sobre o que conversaríamos (e brigaríamos), quando as crianças fossem para a faculdade? Ah, meu Deus, ainda pior: e se as crianças não saíssem de casa nunca? Eu me preocupava se os havia preparado para deixar o ninho. Se havia criado membros úteis à sociedade. E se eles fossem morar permanentemente no meu porão e se recusassem a sair do sofá, exceto para as pausas ocasionais para a visita ao banheiro ou para pegar mais petiscos?

"De onde vieram toda essa ansiedade e dúvida?", eu me perguntava. Eu havia, muito pelo contrário, sido até arrogante nos dez anos anteriores e, de repente, não conseguia dormir à noite porque, além das aflições financeiras, problemas de relacionamento e síndrome do impostor, preocupava-me também com umas merdas bestas do tipo "será que a Delia, da quinta série, ainda estava brava comigo por ter roubado o lápis preferido dela?". E nem vamos falar da minha falta de ambição. Quero dizer, eu mal queria sair da cama e tomar um banho, quanto mais ir a algum lugar. Se era preciso colocar calças ou um sutiã, eu não ia. Não valia o esforço de ficar apresentável e me envolver em conversa fiada com pessoas de quem eu nem gostava tanto assim.

Eu não tinha vontade de ir a lugar nenhum, a menos que alguém estivesse me convidando para uma revolução na qual eu pudesse tocar fogo em tudo. Para isso, sim, eu vestiria minhas calças! A única emoção que eu ainda conseguia sentir era fúria, e tudo em que eu podia pensar era aniquilação. Não a aniquilação das pessoas, precisamente. Só de toda a merda que acompanha o fato de ser uma mulher adulta neste mundo. Às vezes é demais para suportar, então nos fechamos para nos proteger. Mas, outras vezes, vamos longe demais e perdemos todas as sensações. Acho que as pessoas podem até botar fogo na própria casa só para poder *sentir alguma coisa.*

Eu estava zangada, decepcionada, triste e confusa. "Será que isso é uma crise de meia-idade?", pensei.

Claro, eu já ouvi falar de crises de meia-idade, mas presumi que elas fossem reservadas para os homens. Todos nós conhecemos caras de meia-idade que compraram carros esportivos, aderiram a uma academia, colocaram implantes capilares e trocaram suas esposas por jovens de 20 e poucos anos.

Mas e as mulheres? Como seria uma crise de meia-idade feminina? Eu nunca conheci uma mulher que tenha fugido com seu jovem instrutor de ioga com coque samurai e recomeçado a vida. Eu nem sei se é isso o que nós queremos. Quando penso em fugir, é sempre para um chalé isolado nas montanhas com wi-fi forte e entrega de pizza. Isso é uma crise de meia-idade? Mulheres chegam a ter crise de meia-idade? Elas existem, de fato, para mulheres? Será que era isso o que eu estava sentindo? Ah, merda, talvez fosse! Ah, que ótimo. Mais uma coisa a acrescentar na minha lista de afazeres, já fora do controle. Eu não tinha tempo para isso. Talvez pudesse espremer a crise entre levar o Gomer para o treino de beisebol, ajudar Adolpha com seu dever de casa da matéria de pro-engenharia, preparar o jantar, comer o juízo do meu marido e escrever o próximo capítulo do meu livro. Calculei que poderia pelo menos encaixar alguns momentos solitários em que pudesse dar uma bela chorada na garagem depois de levar o cachorro ao veterinário. Ele jamais contaria a alguém sobre meu colapso na minivan.

Mas, a cada dia que eu ignorava meus sentimentos, eu me sentia pior. Minhas emoções oscilavam de hora em hora. Se eu não estava berrando com minha família, estava chorando de soluçar ou encarando a parede, desesperada. Eu sempre tinha sido uma pessoa razoavelmente zangada e preguiçosa, mas até eu sabia que o que estava sentindo não era normal.

Finalmente, fui em busca de respostas, ou ao menos de alguém com quem me identificar. Não consegui muita coisa. Não existiam muitos livros na biblioteca que eu pudesse ler nem podcasts que eu pudesse ouvir com informações úteis. Se outras mulheres estavam se sentindo como eu, estavam fazendo um ótimo serviço em disfarçar, medicar ou negar esse fato.

No meu *check-up* anual, perguntei ao meu ginecologista o que estava acontecendo comigo. Ele é um senhor mais velho, que me acompanhou por duas gravidezes e vários DIUs. Em toda visita, nos últimos quinze anos, ele me perguntou descaradamente sobre meus planos para o final de semana enquanto estava metido até os cotovelos no meu canal do amor, mas, quando eu mencionei que minhas emoções estavam descontroladas, ele ficou claramente desconfortável e não teve nenhum conselho real para mim. Este é um homem que pode falar comigo por longos períodos sobre caroços alarmantes nos meus peitos ou hemorroidas embaraçosas com muito cuidado e compaixão e bons conselhos, mas essa conversa obviamente era demais para ele. Ele fez uma careta, deu-me tapinhas carinhosos no braço e disse:

– Parece que você está entrando na menopausa.

– Menopausa? – perguntei, enxugando lágrimas. – Eu não sou jovem demais para isso?

Ele deu de ombros.

– Bem, você está com 47 agora. Tem idade suficiente.

Ele evitou o contato visual e se ocupou de arrumar a sala. Essa foi a primeira vez. Era sempre um serviço para a enfermeira fazer, o de limpar tudo.

– Não se preocupe. É normal. Vai passar.

– Quando? – perguntei, com os olhos arregalados e se enchendo de novas lágrimas.

Ele olhou para o chão.

– Pode ser algo entre cinco e... quinze...

Eu fechei os olhos e torci para que ele dissesse *dias*.

– ... anos.

Anos? Caraaaaaaaal...

Ele deu mais tapinhas no meu braço.

– Como eu disse, é muito normal. Todas as mulheres passam por isso.

– O que pode ser feito? – perguntei.

Ele franziu a testa.

– Existem algumas opções. Nenhuma delas é ótima. Mas pesquise por conta própria e conversamos na consulta do ano que vem para ver se você ainda se sente desse jeito.

E aí ele saiu.

Ano que vem? Como é que é? Vá se foder, cara! Não me dê tapinhas, conserte o que está errado! Ajude-me a acordar desse pesadelo!

Percebi naquele momento que não viria ajuda nenhuma. Eu teria que cuidar disso sozinha. E nem ferrando que eu esperaria uma década para isso "passar". Se os homens passassem pela perimenopausa ou pela menopausa, teriam clínicas *drive-thru* para lidar com essa merda. Haveria toda uma seção da livraria dedicada aos "mistérios da homenopausa". Médicos não dariam tapinhas condescendentes neles nem diriam: "Isso também vai passar, meu bem".

Foi nesse momento que eu decidi que precisava começar a falar sobre o que estava vivenciando. Com minhas amigas, meu marido, minha comunidade, com qualquer um que desse ouvido. Os homens jamais aceitariam calados uma aposentadoria precoce, e eu também não aceitaria.

PÉROLAS DA JEN

Ah, sim, a crise de meia-idade feminina existe, sim. E, sim, você provavelmente está no meio de uma agora mesmo. E, não, você não está sozinha. E, sim, você definitivamente deveria tentar chorar sozinha na garagem. É surpreendentemente terapêutico!

toc, toc, toc. tem alguém aí?

Encontre a sua turma

"Honestamente, venho aqui porque ninguém na minha vida real me diz a verdade."

– Nicole

Pode ser preciso um chute na bunda para me colocar em movimento, mas, quando eu decido falar sobre alguma coisa, é impossível me calar. Junte isso com o fato de que criar comunidades on-line é a minha praia, e eu deslanchei. Agora, eu sei que muitas pessoas ficam ansiosas e sobrecarregadas na internet, e às vezes ela pode ser um esgoto mesmo, mas por sorte eu consigo separar a merda e encontrar as coisas boas. E se não consigo encontrar o que eu quero, eu mesma crio. Prefiro formar grupos que atraiam as pessoas pelas quais estou procurando, em vez de tentar me encaixar num grupo que pode não ser exatamente o que eu estou procurando. Eu não sou para todo mundo, e meus grupos não são para todo mundo. Se você não gosta do meu grupo, tudo bem. Eu lhe incentivo a começar o seu.

Antes de eu escrever minha postagem sobre crise da meia-idade, estava administrando várias comunidades on-line diferentes.

Algumas eram para pais. Outras, para escritores. Algumas, para apaixonados por livros. Outras, para quem queria conversar sobre política. Algumas eram para pessoas que simplesmente precisavam rir. Havia algo para todo mundo. Só que eu não tinha um espaço dedicado totalmente a mulheres de meia-idade, no qual elas pudessem conversar em privado sobre tudo o que estavam aguentando conforme envelheciam. A reação à minha postagem no blog foi tão imensa que eu sabia que as mulheres rapidamente iriam se juntar a um espaço seguro no qual pudessem se sentir confortáveis falando tanto sobre seus sintomas físicos como emocionais e suas preocupações. Um lugar no qual pudessem se solidarizar umas com as outras, mas também encontrar esperança vinda da sabedoria e da experiência das mulheres que as cercavam.

Tipicamente, eu faço as coisas de improviso, então não tinha um plano de ataque real quando criei um grupo privado no Facebook chamado "Mordidas da meia-idade". Eu criei o nome porque queria atrair mulheres que fossem como eu. Não importa o que eu esteja nomeando, tento escolher algo que avise logo de cara se você é da minha turma ou não. Pensei que a alteração no título do filme clássico de 1994, *Caindo na real*, chamaria a atenção das minhas colegas da Geração X, avisando-as de que este era um lugar feito para elas. Também tento escolher nomes que sejam sagazes e um pouquinho mordazes. "Mordidas da meia-idade" se encaixa perfeitamente, porque, sejamos francas, a meia-idade, de fato, morde[3].

Logo que criei o grupo, adicionei algumas amigas (contra a vontade delas) e torci para que elas fossem fisgadas antes que pudessem fugir. O segredo para um grupo excelente é não procurar, de fato, participantes. Se você tem um grupo que está arrasando, os participantes vão te encontrar. Mas você tem de tornar o grupo incrível, fornecendo conteúdo ótimo para mantê-los engajados e entretidos.

Todo mundo reconhece conteúdo excelente quando vê, mas é superdifícil simplesmente inventá-lo. Ao contrário da crença popular, eu

---

3   Em inglês, o nome do grupo ao qual a autora se refere é *"Midlife Bites"*, traduzido literalmente para "Mordidas da meia-idade". A alusão ao filme citado nesse trecho ocorre em inglês, porque o título original da obra cinematográfica é *Reality Bites*. (N. da E.)

não tiro coisas incríveis do cu todo dia. Tenho de pensar muito para ter ideias de fato. Então eu estava vasculhando meu cérebro, tentando descobrir o que eu podia fazer para começar a conversa no "Mordidas da meia-idade". Eu queria que as mulheres no grupo sentissem que podiam ser honestas e e que poderiam se expor, mas sabia que seria esquisito no começo, porque pode ser assustador compartilhar algo na frente de um grupo de desconhecidas. Eu precisava encontrar o assunto certo para estimular a conversa e fazer todo mundo se abrir.

Postei algumas perguntas genéricas para quebrar o gelo e colocar as integrantes para conversar enquanto eu elaborava o conteúdo mais absolutamente perfeito para começar a discussão. Enquanto eu fazia mapas mentais de ideias potencialmente geniais, a discussão no grupo se voltou para as ondas de calor em que muitas de nós nos vemos presas. Para muitas de nós, aquele julho foi nosso primeiro verão aguentando os calorões, e nenhuma de nós estava lidando bem com isso.

A conversa fluía e eu estava empolgada para mantê-la assim. Eu queria apresentar mais ao grupo do que a minha opinião de que "calorões em julho são uma bosta", então parti em busca de conselhos realmente científicos que pudessem ajudar a aliviar nosso sofrimento.

De súbito, minhas notificações dispararam no celular. *Pim! Pim! Pim!* Eu podia ver que estavam todas vindo do "Mordidas da meia-idade", então cliquei para ver o que estava rolando. Os comentários e reações estavam uma loucura, e havia uma lista de espera de dúzias de mulheres enfileiradas, esperando para se juntar ao grupo.

– O que está acontecendo? – resmunguei, rolando a página do grupo.

E aí vi a causa de toda a comoção.

Uma mulher que eu não conhecia (ainda não sei quem a convidou para o "Mordidas da meia-idade" ou como ela descobriu o grupo, mas, de qualquer forma, fico muito grata que ela o tenha encontrado) havia postado uma foto e estava chovendo comentários. Dei uma olhada com mais atenção. A foto era de um consolo de vidro com pequenas protuberâncias por todo o... hã... membro. A mulher que postou escreveu: "Isso me ajuda [...] não com prazer, mas com as noites quentes [...] Eu fui a uma festa e a anfitriã me deu um conselho. Como o canal vaginal controla a temperatura do nosso corpo, às vezes eu tiro isso do fundo do freezer. Enfio lá e o resfriamento começa. Quando viajo, eu encho camisinhas com gelo".

Meu cérebro praticamente explodiu. "Que porra é essa? Um dildo congelado para os calorões?" Eu não conseguia me decidir se era brilhante ou blasfemo.

Essa mulher não se declarava profissional de medicina de forma alguma, e eu não tinha nenhuma ideia se o que ela dizia era sequer remotamente verdade do ponto de vista científico, mas imaginei que um consolo congelado na perseguida não era muito diferente de um cubo de gelo, certo? Parei de me ultrajar, respirei fundo, joguei fora o conselho médico muito útil (e muito tedioso) que eu estava prestes a compartilhar e mergulhei na conversa sobre o dildo congelado. O que eu aprendi com os anos é que, quando a internet lhe dá um tópico, você aproveita, aceita o presente e o faz funcionar para você. Ao longo das semanas seguintes, aquele grupo cresceu exponencialmente, graças em boa parte às conversas francas e honestas em torno de objetos que as mulheres estavam possivelmente dispostas a enfiar em suas xaninhas para se resfriar. Houve discussões dos prós e contras de meter palitos reutilizáveis de gelo na sua fábrica de bebês. Você sabe do que eu estou falando. Eles são projetados perfeitamente para serem congelados e enfiados dentro de garrafas de água – por que não os enfiar também no seu buraco quente? E eu gostaria de dar um passo à frente e oferecer meu pedido de desculpas aos fabricantes de geladinho pelas coisas indizíveis que contemplamos fazer com seu belíssimo produto. Em nossa defesa, o verão de 2019 foi muito quente.

Acho que não deveria ter me surpreendido o fato de o primeiro tópico a decolar no "Mordidas da meia-idade" ser relacionado à vagina. Eu sempre escrevi sobre a vagina (sim, eu sei que é vulva, na verdade, mas "vagina" soa melhor), e sempre que alguma celebridade ou médico esquisitão está aconselhando as mulheres a dar uma levantada, um retoque ou alguns pontinhos, ou melhor ainda, tricotar um cachecol com a pepeca, minhas leitoras me enviam os artigos para eu poder dar minha opinião publicamente. Não sei por que achei que "Mordidas da meia-idade" seria diferente. Tolinha.

Enquanto escrevo isto (no ano de 2020), estamos nos aproximando do primeiro aniversário de "Mordidas da meia-idade", e eu pedi às mulheres para dividirem comigo o motivo pelo qual entraram no grupo e por que elas continuam. Aqui estão apenas alguns dos comentários que recebi:

"Estou aqui porque rios de palavras foram escritas sobre homens e suas crises de meia-idade, mas das mulheres espera-se apenas que aguentem todas as baboseiras e mudanças (tanto internas como externas) que nos afetam nesse momento da vida. Este grupo lança uma luz sobre muitas das merdas de ser uma mulher de certa idade, e eu não me sinto tão sozinha."

– Rachel

"Este espaço é tão autêntico, acolhedor & seguro [...] Eu dei muitas risadas aqui e sempre senti o carinho e a preocupação do grupo. Amo a franqueza e a autenticidade."

– Lisa

"Eu amo este grupo. Eu nunca tive amigas que fossem francas o bastante para compartilhar suas experiências e seu conhecimento."

– Wendy

"Eu planejava arranjar um carro esportivo laranja com teto solar na minha crise de meia-idade, mas, em vez disso, arrumei um divórcio [...] O apoio e o incentivo que recebi de algumas das grandes mulheres aqui me salvaram nos dias que eu achava que não conseguiria continuar."

– Deanell

"Eu amo este grupo porque ele me faz sentir LEGITIMADA."

– Cheryl

"Eu vim para cá porque ninguém estava falando sobre menopausa! Havia esse grande vazio que eu via no centro das nossas vidas, preenchido com segredos que davam a impressão de que deveriam ser vergonhosos, e isso me deixava puta da vida."

– Jennifer

"Eu uso o grupo como se fosse o livro *O que esperar quando se está esperando,* mas para a meia-idade, hormônios, adolescentes, pelos no queixo, virilha úmida e pais idosos."

– Janeen

"A menopausa me trouxe até aqui, mas as risadas, o apoio e os conselhos sem julgamento são o que me mantém aqui. Eu encontrei a minha turma."

– Lisa

E, é claro:

"Eu aprendi mais sobre consolos congelados do que jamais achei possível."

– Denise

PÉROLAS DA JEN

Você pode achar que é a única pessoa interessada num assunto, mas tenho certeza de que existe um grupo para cada *hobby* ou interesse que você tenha. Não ligo para o que você esteja procurando, existe um grupo on-line para todos, e eu lhe incentivo a fuçar um pouco e encontrar a sua turma. Por exemplo: uma rápida busca revelou que existe um grupo para tutores de furões residentes em Oklahoma. Eu também descobri um grupo de empreendedoras que são proprietárias de *trailers* e gostam de acampar nos parques dos Estados Unidos. E me senti motivada até a me unir a um grupo para mulheres acima de 50 anos interessadas em aprender mais sobre levantamento de peso por causa da osteoporose e tal.

o que é que você está fazendo com a sua vida?

Descubra seu propósito

Estou lhe fazendo essa pergunta como amiga. É sério, às vezes a gente precisa sentar consigo mesma e fazer as perguntas difíceis.

Encontrei minhas amigas Katie e Sophie para tomar café certa manhã, alguns anos atrás, e nós mal tínhamos nos sentado quando Katie anunciou:

– Bom, é isso. Acabou esse negócio de ser mãe.

– Do que é que você está falando? – perguntei.

– Ella vai para a faculdade no outono – disse Katie.

Sophie assentiu, compassiva.

– Ella é a mais nova. Em breve o seu ninho estará vazio.

Katie concordou.

– É, e eu sei o que vem depois. Eles vêm para casa uma ou duas vezes por ano para eu lavar a roupa deles...

– E para saquear a despensa – interrompeu Sophie.

– Eles não precisam mais de uma mãe em tempo integral. – Katie suspirou. – Precisam de uma lavanderia e um banco 24 horas. Agora que Michael está estudando no exterior, por conta do fuso horário, ele nem telefona mais. Só manda mensagens de texto. E até as mensagens são só para pedir para colocar mais dinheiro na conta dele.

– Aposto que parece um pouco que a sua vida acabou – disse Sophie, mordendo seu pãozinho.

"Como ela pode ser tão insensível?"

– Isso é terrível, Katie – falei. – Eu sinto muito.

– Não! Não fique triste – disse Katie. – Tá tudo bem. De certa forma, é bom. Jim e eu teremos nossas vidas de volta.

Sophie concordou, sabiamente.

– Keith e eu estamos sozinhos há três anos já. – Sophie parou subitamente de comer seu pãozinho e olhou para mim com bastante atenção. – Prepare-se, Jen. É mais difícil do que você pode imaginar.

– Você acha que sabe, mas não sabe – disse Katie.

Engoli em seco.

– O que é mais difícil do que eu posso imaginar?

Sophie encolheu os ombros.

– A coisa toda. Seu relacionamento. Não tem mais crianças para agir como amortecedores entre você e o maridão. Depois de vinte e tantos anos, vocês subitamente estão juntos de novo, e você não tem certeza se os dois ainda têm alguma coisa em comum.

– A perda de identidade – acrescentou Katie. – Tipo, quem sou eu agora? Eu já tive algum *hobby* que não incluísse assistir ao Michael jogar futebol e arrecadar fundos para a bandinha da Ella?

– O silêncio na sua casa vai ser ensurdecedor – alertou Sophie.

– Já está tão quieto! Ella não foi embora oficialmente, mas ela nunca está em casa agora que o verão começou. Você não acreditaria. Até o cachorro está com saudade dela – desabafou Katie.

– E o buraco que fica no seu coração – confessou Sophie, baixinho.

– Foi tão difícil me despedir do Michael – disse Katie. – Talvez seja mais fácil com Ella.

Eu podia sentir a tristeza irradiando dela do outro lado da mesa. Elas tinham razão, eu não estava preparada para esse tipo de dor. Eu ainda tinha quatro anos até que Gomer partisse para a universidade e já estava entrando em pânico. Será que ele estava pronto para viver sozinho? Será que eu estava pronta para deixá-lo ir embora? Será que eu estava fazendo o suficiente para preparar nós dois?

– E todo aquele tempo livre que você tem, de repente? – perguntou Sophie. – Sua agenda está vazia depois da formatura. Não tem nada para fazer até chegar a hora de deixar sua filha no dormitório dela no outono.

– Silêncio e tempo livre na verdade parecem algo ótimo – falei, esperançosa.

– Parecem, até você estar sentada sozinha na sua casa quieta e se perguntar: o que foi que eu fiz com a minha vida? – disse Katie.

– Eu ainda tenho amigas? – acrescentou Sophie.

– Não é? As minhas amigas, em sua maioria, são mães das amigas de Ella, e nós não temos tanto assim em comum – continuou Katie.

Sophie assentiu vigorosamente.

– É! Só porque temos filhos com interesses semelhantes não quer dizer que nós deveríamos ser amigas.

– Exatamente. Sou mãe há 21 anos. Eu adoro ser mãe, mas estou ansiosa para voltar a ser Katie, não apenas a mãe do Michael e da Ella – disse Katie, animada, mas eu podia ver que ela tentava fingir um sorriso.

Suspeitei que isso não seria tão fácil quanto ela pensava. Desde que eu conheci Katie, ela nunca tivera um emprego em tempo integral fora de casa. Ela era a supermãe que dava carona todos os dias e ajudava nas aulas dos filhos. Ela administrava a APM no ensino fundamental, planejou a formatura do nono ano e assumiu o controle da arrecadação de fundos para a bandinha da escola no ensino médio. Anos atrás, convidei Katie para entrar num clube do livro comigo e ela me disse que não tinha tempo para ler um livro.

– Eu não leio um livro desde que Ella nasceu, Jen – Katie dissera. – Quando eu leria?

"Hummm... que tal toda vez que você está esperando seus filhos insanamente ocupados terminarem seja lá qual atividade eles estiverem fazendo?"

Até onde eu sabia, toda a vida de Katie girava em torno de Michael e Ella. Sophie era do mesmo jeito. Na verdade, Katie e Sophie se conheceram quando seus filhos jogavam futebol juntos no ensino fundamental. Elas se conectaram por causa de seu amor mútuo por produções elaboradas de petiscos saudáveis para o time. Eu conheci as duas quando fui voluntária na igreja e gostei delas de imediato porque, apesar de serem perfeccionistas, elas assumiam isso e eram realmente acessíveis quando você encarava os petiscos ridículos, mas deliciosos, de ambas. Além disso, nas raras ocasiões em que eu queria dar uma festa, eu sabia que podia contar com Katie e Sophie para aquele algo a mais. Ainda não entendo por que elas me mantêm por perto; talvez seja pena. Elas provavelmente acham que eu sou o projeto de reforma perfeito.

– Você vai precisar de um novo propósito, Katie – afirmou Sophie.

Eu vi o sorriso de Katie fraquejar.

Por uma fração de segundo, senti-me superior a Katie e Sophie. Eu tinha um propósito! Esta era uma área em que eu sentia que estava vencendo em comparação a Katie. Nunca fui uma mãe dona de casa, servindo como voluntária em todos os comitês e festas e dando caronas noite sim, noite não. Eu tinha uma carreira em tempo integral desde antes de Gomer nascer. Sim, eu era mãe de Gomer e Adolpha, mas também tinha minha própria identidade. Eu era Jen Mann, caralho. Eu era *Gente que eu quero dar um murro na cara*. Eu era uma escritora *best-seller* do *New York Times* e blogueira premiada. Eu entretinha milhares de pessoas todos os dias. Meus filhos eram uma parte gigantesca da minha vida, mas minha vida não girava em torno deles. Minha vida era robusta e plena.

Mas aí ouvi uma vozinha lá no fundo da minha mente: "Ah, sim, tem certeza que a sua vida é plena mesmo? Você tem um propósito ou tem um emprego? Eu acho que você acabou de descrever um emprego. Muita gente tem um desses; a maioria das pessoas não tem mais coisas rolando do que um emprego?".

– Você tem um propósito, Sophie? – perguntei, hesitante. Esperei, perguntando-me se ela confessaria que também não tinha certeza.

– Eu trabalho com animais – respondeu Sophie. – Sou voluntária no abrigo contra a morte de animais perto da minha casa. Adoro cachorros. A vida toda, sempre tive um cachorro. Meus cães me trouxeram muita alegria, e agora eu posso ajudá-los. Trabalhar lá me dá flexibilidade para viajar com Keith ou para visitar meus filhos.

– É algo para tirar você de casa, imagino – falei.

Sophie olhou para mim, séria.

– Não, Jen, isso *me dá propósito*. Estou fazendo algo importante. Todos precisam de um senso de propósito. Senão, qual o sentido?

Nenhuma das outras mulheres que eu conhecia falava sobre propósito do mesmo jeito que Sophie. Elas falavam sobre suas responsabilidades e compromissos, mas não sobre *seu propósito*. Era revigorante, mas também um tanto angustiante. Sophie pode ser um pouco intensa às vezes, mas todas nós precisamos daquela amiga intensa para chutar nosso traseiro.

Olhei para Katie.

– E então, qual vai ser o seu propósito?

Katie bufou.

– Como é que eu vou saber? Mas é melhor eu descobrir logo, ou vou ficar maluca.

Katie compreendia que sua vida ia mudar drasticamente, e ela precisava encontrar alguma outra coisa em que se jogar.

– É importante – reforçou Sophie. – Especialmente para a sua saúde mental, Katie. Você não será feliz se não tiver um propósito.

– Um propósito deixa a pessoa feliz? – perguntei. Achava que era simplesmente algo que você fazia para não ficar entediada.

– É claro – disse Sophie. – As duas coisas estão intimamente ligadas. É por isso que eu trabalho com cães. Cães me trazem muita alegria. Sim, é um trabalho, e eu tenho que comparecer várias vezes na semana, e não é sempre glamoroso nem divertido, mas fico feliz quando estou lá.

Pensei no que Sophie disse. Ela era uma das pessoas mais felizes que eu conhecia, e quando pensei mais a respeito, dei-me conta de que as pessoas mais felizes que eu conhecia tinham um propósito em sua vida. Sem um propósito, tendemos a vagar pela vida, em vez de vivê-la. Katie estava feliz agora porque seu propósito era cuidar de seus filhos, mas daqui a alguns meses tudo aquilo estaria terminado. Katie me disse uma vez que havia tido depressão pós-parto, e tudo em que eu podia pensar era nela voltando a entrar em depressão quando Ella saísse de casa.

– Como você sabe qual é o seu propósito? – indaguei.

Sophie sorriu.

– Um propósito pode significar coisas diferentes para pessoas diferentes. Por exemplo: eu conheço você o bastante para saber que você não iria querer cuidar de cachorros o dia todo. E eu não iria querer a pressão de subir num palco e falar em público ou entreter as pessoas na internet.

– Espere aí. O que é um propósito? Eu achei que fosse um emprego – falei.

Sophie riu.

– Você tem sorte. São as duas coisas!

Ufa! Fiquei aliviada. Não que Sophie fosse uma especialista em propósitos nem nada, mas eu me senti melhor ao ouvi-la dizer que eu tinha um.

Passamos o resto do nosso tempo tentando ajudar Katie a descobrir o propósito dela. Tivemos de fazer as perguntas importantes. Eu até abri o Pinterest e o Instagram, porque, apesar daquelas frases inspiradoras na internet serem meio bregas, sempre são compartilhadas, porque funcionam!

E o que descobri foi...

Use seus pontos fortes. Esta *não é* a hora de se desafiar tentando alguma bobagem nova. Katie é uma líder nata. Ela é organizada e consegue motivar as pessoas a fazer as coisas. Ela sempre auxiliou em projetos grandes como a APM ou o Clube de Patrocinadores, porque sabe que é ótima na gestão de projetos com muitas peças móveis. O momento mais feliz de Katie é quando tem uma planilha em sua frente e está ticando as tarefas com a caneta vermelha. Os clubes escolares e esportivos dos filhos não precisavam mais de suas habilidades, mas certamente havia organizações por aí que adorariam colocar Katie para trabalhar.

– Você podia se oferecer como voluntária numa organização sem fins lucrativos ou algo assim. Como o que a Sophie está fazendo, mas algo mais administrativo. Organizar eventos beneficentes, gerenciar voluntários – sugeri.

Ela franziu o nariz.

– Francamente, eu gostaria de receber para isso agora. No passado, era legal ser voluntária porque eu ainda podia ter flexibilidade por causa das crianças, mas agora o dinheiro seria útil. Isso é ruim?

– De jeito nenhum – disse Sophie.

– Eu quero um emprego, mas quero que seja um emprego que me dê um senso de propósito – disse Katie. – Não quero só trabalhar em qualquer lugar pelo dinheiro.

Sophie e eu concordamos.

– A próxima pergunta é um pouco mais difícil – disse Sophie. – O que faz você levantar da cama toda manhã?

– Minha bexiga – gracejei.

Katie riu.

– Não tem muito que me faça levantar da cama, mas cuidar do jardim me mantém ocupada. Não sei por que, mas adoro cultivar coisas. Flores, ervas, vegetais. Minhas melancias estão quase maduras. E você me conhece, estou sempre distribuindo o que sobra, porque eu planto muita coisa. Não conseguiríamos usar tudo nem se quiséssemos.

Sophie e eu estávamos com sacolas de abobrinha na nossa frente, o que era muito generoso da parte de Katie, mas, para ser honesta, eu queria mesmo era uma melancia. Sério, o que eu vou fazer com abobrinha?

Às vezes é difícil enxergar onde sua paixão e seu propósito podem se cruzar. Mas não tem que ser assim. Você pode simplesmente descobrir o tipo de energia de que você dispõe para aplicar em algo. Seu propósito também não precisa necessariamente ser seu emprego ou aquele trabalhinho extra. E está tudo bem. Não é esse o objetivo. O objetivo é ter um foco, algo pelo que ansiar, algo pelo que você seja responsável.

– Ah! E se você trabalhasse num desses lugares que servem comida direto do campo à mesa? – falei. – Quero dizer, o serviço vai muito além de cultivar comida. Mas esse tipo de lugar está ganhando popularidade e suas habilidades de organização e planejamento seriam ótimas para o lado comercial, e ainda daria para você meter a mão na massa.

– E que tal política? – sugeriu Sophie. – Você é bem passional a respeito. Poderia bater em algumas portas para ajudar algum político da sua preferência, ou talvez arrumar um emprego na central de campanha.

– Você tem algum *hobby*? – perguntei.

Katie riu.

– Eu adoro fazer tricô! Será que consigo fazer alguma coisa com isso?

Assenti.

— Eu vi uma história na internet falando como o tricô é uma atividade extremamente terapêutica. Você podia começar um canal no YouTube, receber pelas propagandas e ensinar as pessoas a tricotar para reduzir a ansiedade. Eu seria a primeira inscrita.

— Ou pode fundar um grupo de tricô que se encontre uma vez por semana, ou por mês, ou três vezes por ano – sugeriu Sophie.

— Entre para um clube de tricô por você mesma. Tenha ótimas conversas enquanto faz um xale de arrasar! – falei.

— Eu queria fazer algo relacionado com genealogia. Adoro rastrear minhas origens. Tenho certeza de que sou descendente da realeza – disse Sophie.

— É, bom, tenho certeza de que eu descendo dos camponeses que cultivavam as suas terras – falei.

Depois de uma hora, mais ou menos, tínhamos uma boa lista para Katie explorar. Algumas sugestões eram empregos pagos que se cruzavam com suas paixões, outras monetizavam seus *hobbies*. Todas eram ideias facilmente atingíveis e nenhuma era do tipo "se eu ganhar na loteria". Eu sinto que, muitas vezes, quando celebridades ou milionários falam sobre seus propósitos, são ideias remotas, que o resto de nós só poderia alcançar se ganhasse na loteria.

O maridão e eu não jogamos com frequência, só naquelas poucas vezes do ano em que o prêmio acumula tanto que vira notícia. Nós cruzamos os dedos e gastamos um dinheirinho e aí tiramos as várias horas seguintes para discutir o nosso Plano da Loteria. O quê? Você não sabe o que é um Plano da Loteria? Certo, o nosso é assim:

- Vamos pegar o montão ou guardar o montão? "Pegar o montão, dã."
- Não podemos esquecer que ainda vão descontar o imposto do valor total. "Podem descontar, ainda teremos milhões de sobra."
- Vamos pagar todas as nossas contas, nessa ordem específica. "Feito!"
- Vamos guardar dinheiro para a educação das crianças. "Até a universidade, para os dois!"

- Vamos dar um dinheirinho para a família e os amigos. "Não, você provavelmente não está na nossa lista."
- Vamos dar um pouco para instituições de caridade da nossa preferência. "Não, você não é uma instituição. Você não conta."
- E aí vamos fazer o que der na telha.

O maridão definitivamente vai fazer algo empresarial. Vai investir no seu próprio negócio, assim como em outros, esse tipo de coisa. Ele vai ser aquele empresário filantropo famosinho.

Eu ainda vou escrever, mas farei isso sem pressão absolutamente nenhuma. Eu não terei de me preocupar em escrever livros que vendam. Posso finalmente escrever aquela história que está escondida no meu cérebro há anos. É uma distopia com caubóis vampiros do espaço que viajam no tempo, vagamente inspirada nos Tudor. Tenho razoável certeza de que sou a única pessoa no mundo (além da Rainha Katie) que quer ler esse livro, então apenas uma ganhadora da loteria poderia se dar ao luxo de escrevê-lo.

O fato é que as chances de algum de nós ganhar na loteria são muito baixas, mas é divertido sonhar, não é?

Então, o que você faria?

Aposto que você está dizendo "sei lá".

Mas isso não é verdade. Você sabe. Ou, no mínimo, suas entranhas sabem. Não, isso aí não são pontadas de fome. São as suas entranhas falando com você. O que elas estão dizendo? Há uma vozinha dentro de você que sabe o que você faria, mas tem medo demais de dizer em voz alta. Talvez seja arriscado demais. Talvez seja caro demais. Ou talvez demande muito tempo. Talvez pareça bobo. Não importa; você pode dizer, mesmo assim. Vá lá, tente! Ninguém está ouvindo.

Quando perguntei para minha comunidade o que elas fariam com o dinheiro da loteria, recebi centenas de respostas. Muitas queriam quitar todas as suas dívidas (e até a dívida de seus amigos e entes queridos) e se aposentar. Várias queriam viajar e ver o mundo. Algumas queriam usar o dinheiro para ajudar quem precisa mais do que elas. Uma queria até criar uma bolsa de estudo em homenagem a seu gato. Faça o que lhe deixa feliz, minha amiga apaixonada por felinos!

Acho que eu não perguntei direito, porque muitas nem mesmo chegaram na parte do que fariam quando estivessem livres das dívidas. Todas estavam tão concentradas em quitar aquela conta do médico ou cobrir as despesas dos filhos com a faculdade que nem chegaram na parte do "fazer o que der na telha".

Então eu reformulei minha pergunta e tentei outra vez. Algumas das minhas amigas tinham ideias arriscadas, como fundar imensas organizações sem fins lucrativos ou abrir uma cadeia de restaurantes, mas muitas das respostas que recebi falavam de se mudar para uma casa nova, viajar mais, ler mais, passar seu tempo ajudando pessoas e animais – tudo isso, ideias de baixo risco, que não exigiam o prêmio da loteria e poderiam beneficiar a vida delas e de terceiros.

Quando você não consegue identificar seu propósito, fazer essa pergunta pode lhe colocar na direção certa. A sua resposta pode parecer assustadora, mas, na verdade, é exatamente do que você precisa para se sentir viva e lhe ajudar a encontrar sua alegria. O que você está esperando? Você está ficando mais velha, não mais feliz. Arrisque-se!

Espere aí, ninguém está lhe dizendo para vender todas as suas coisas, se mudar para uma tenda nos confins do Maine e passar a viver da sua arte. A menos que seja isso o que você faria se não precisasse de dinheiro. Mesmo assim, não sei se seria uma ótima ideia. Isso se parece mais com um Plano da Loteria, como meu livro.

Em vez disso, comece com um propósito um pouco menor. Talvez se mudando para o Maine, ou apenas planejando uma visita. Ou, se esses passos forem muito grandes, comece a fazer a sua arte em seu tempo livre. Pequenos passos ainda são passos. Coloque-os em prática.

Eu ainda não escrevi minha obra-prima que vai desafiar os vários gêneros, mas já dei meu salto: larguei meu emprego tradicional alguns anos atrás e comecei a escrever em tempo integral. Nunca me senti mais apavorada e feliz, tudo ao mesmo tempo. Era apavorante pensar que eu tinha de ganhar dinheiro escrevendo, mas foi empolgante demais fazer, afinal, era exatamente o que eu queria. Algo que verdadeiramente me inspirava.

O que você faria se soubesse que não podia falhar? É sério. O que você faria? Pense nisso.

Meu marido é muito bom nessa parte. Goste eu disso ou não, ele nunca se permite pensar em fracassar. Ele é muito ligado nisso da energia que liberamos para o universo. Ele acredita, de todo o coração, que o que você solta no mundo é o que você recebe de volta. Nunca teve medo de tentar algo novo. Ele teve provavelmente umas cinco carreiras diferentes desde que o conheci (algumas delas por opção, outras por acaso). Ele já abandonou empregos que não lhe convinham e já foi mandado embora, mas nunca se preocupou (embora eu me preocupasse). Ele sabia que, de algum jeito, ia cair de pé. Ele nunca se sente intimidado por qualquer assunto, porque acredita que pode aprender sozinho tudo o que precisa saber. "Ninguém acorda com todo o conhecimento já na cabeça", diz ele. "Foi preciso aprender, então qualquer um pode aprender também." Ele se abre por inteiro para as pessoas de quem gosta. Ele acredita tanto nelas quanto acredita em si mesmo.

Não sei o que ele acha que é o seu propósito, mas sei o que eu acho que é: capacitar outros a serem bem-sucedidos. Ele acredita que todo mundo tem a grandeza dentro de si, ela só precisa ser descoberta e aproveitada. Ele ajuda as pessoas a encontrarem sua confiança interna e as motiva a realizarem seus sonhos. Ele nunca conheceu uma pessoa a quem não quisesse ajudar.

Alguns anos atrás, recebi um e-mail de um namorado antigo, um cara com que saí por pouco tempo antes do maridão. Ele me escreveu uma mensagem para dizer que ficou surpreso ao topar com meu livro na livraria e mais surpreso ainda ao jogar meu nome no Google e descobrir tudo o que eu tinha realizado desde a última vez que nos vimos. "Você é uma estrela do *rock*!", escreveu ele. E continuou, dizendo que sentia muito por nosso relacionamento não ter dado certo e que se perguntava como seria estar casado com uma "estrela do *rock*".

Eu nunca respondi a esse e-mail. Em parte, porque foi superesquisito ter notícias dele depois de tantos anos (que porra é essa, cara?), e em parte porque minha resposta teria sido: "Querido Antigo Namorado, eu provavelmente não seria uma 'estrela do *rock*' se estivesse casada com você".

Não digo isso por crueldade. Só queria dizer que, sem meu marido e seu propósito principal de me impulsionar e me inspirar a seguir meus sonhos, eu provavelmente não teria livros na prateleira da livraria. Talvez não tivesse minha crescente plataforma on-line. Definitivamente não teria a confiança para tentar coisas novas sem o medo do fracasso. Isso não quer dizer que eu, por conta própria, não me ache talentosa; porém, antes de conhecer o maridão, eu tinha a tendência de subestimar meu potencial. E nunca tive um namorado que me motivasse como ele fazia. Ao longo dos anos, ele me ajudou a ganhar confiança e ver que eu não tenho limites. Quando me esqueço, é ele quem me lembra que o fracasso é simplesmente parte do aprendizado, que o medo é o que me impede de alcançar meu propósito.

Se você perguntasse para mim aos 5 anos: o que você faria se soubesse que não poderia fracassar?

Meu eu com 5 anos teria dito: escreveria livros.

Seria fácil pensar que este é o meu propósito, mas não é. Não é para isso que eu estou aqui. Meu propósito sempre foi entreter as pessoas e criar uma comunidade na qual as mulheres sentissem que se encaixavam.

Ouvir Sophie falar sobre cães me fez perceber que ela sabe o segredo, mas muitas mulheres de meia-idade não sabem. Ou, se algum dia soubemos, já nos esquecemos. Nós ficamos tão assoberbadas em nosso trabalho, nossos relacionamentos e nossas listas infinitas de tarefas que perdemos de vista nosso propósito.

Eu entendi que havia perdido de vista meu propósito durante os últimos anos. Eu estava à deriva, e este é um dos motivos pelos quais me sentia tão sobrecarregada. Eu permiti que meu propósito se transformasse num EM-PRE-GO, e essa foi uma das razões pelas quais eu estava tão infeliz. Eu precisava voltar para quando meu propósito não estava preso apenas a um contracheque. Precisava começar a acordar todo dia com meu propósito como prioridade. Ele precisava voltar a ser meu motivo para sair da cama.

Tenha em mente que propósitos podem mudar e evoluir ao longo do tempo, mas uma coisa é certa: você sempre deve ter um. Sem isso – sua Estrela-Guia, seu motivo, seja lá como você quiser chamá-lo –, você está destinada a vagar.

Mas não se prenda ao pensamento de que você deve encontrar sua única coisa. Isso é loucura. Tantas coisas me impulsionam a sempre seguir em frente. Eu sou esposa, mãe, amiga, escritora, editora, blogueira, humorista, influenciadora (credo, odeio essa palavra), motivadora, alguém que ama palavrões e despreza calças. E eu dou um abraço bom para caralho.

> **PÉROLAS DA JEN**
>
> Ainda não sabe qual é o seu propósito? Tudo bem. Vamos descobrir isso juntas. Faça uma lista de todas as coisas que lhe motivam e inspiram. O que tem nessa lista? Algo de bom? Tente perguntar a suas amigas qual o propósito delas. Talvez as respostas delas possam guiá-la. Não pense demais. Olhe aquela lista de novo. Está lá. Seu propósito não precisa ser algo caro ou que demande muito tempo. Aqui estão apenas algumas das respostas que recebi que são fáceis e podem ser feitas hoje mesmo: passar tempo com idosos, ensinar português como segunda língua, começar a cultivar um jardim, ser técnica de esportes mirins, expressar-se pela música ou pela arte.

faça amizades, caralho

Exponha-se um pouco

Eu tenho uma confissão a fazer e não vou dourar a pílula. Vou simplesmente dizer. Eu acho muito difícil fazer amizades e me sinto solitária por causa disso.

Ufa! Isso foi dureza, não foi?

Mas precisava ser dito, porque eu sei que não sou a única mulher a se sentir assim.

Eu vejo isso o tempo todo. É tranquilamente a reclamação número-um que ouço das mulheres com quem me encontro na vida real e em minha plataforma de redes sociais. Todas sabemos agora qual foi a primeira pergunta que "bombou" e gerou uma conversa imensa no grupo "Mordidas da meia-idade" (consolos congelados). Mas o que eu queria mesmo era conversar sobre a *segunda* pergunta que gerou muita discussão boa. Foi "Como você faz amigos na meia-idade?".

Eu li todas as respostas, torcendo por algum bom conselho, mas, em vez disso, encontrei muita angústia no fio dos comentários. Fiquei genuinamente surpresa ao ver os modos como muitas mulheres de origens tão diversas responderam à pergunta. Não importava a aparência delas, onde moravam, com quem moravam ou como andava sua conta bancária. Todas compartilhavam uma sensação esmagadora de solidão. Cada uma dessas mulheres ansiava por amizades significativas, igual a mim. Eu podia ver que as sensações de isolamento, ansiedade e apatia eram prevalentes em muitas delas e acabavam sabotando-as e impedindo que formassem conexões verdadeiras com outras pessoas. O que então agravava a situação, criando uma tempestade perfeita que fazia com que as mulheres se sentissem ainda mais sozinhas e desesperadas por uma amizade real.

Achei isso especialmente preocupante porque, sério, não devia ser tão difícil fazer um amigo. Nós conseguíamos com facilidade quando éramos crianças. O que mudou?

Aliás, quando digo "amigo" ou "amizade", não estou falando de conhecidos casuais. Não somos ermitões nem *trolls* morando debaixo da ponte. É claro que interagimos com pessoas quase todos os dias – colegas de trabalho, mães na fila de espera na frente da escola, o cara que atende no balcão dos frios. Estou falando de amizades *verdadeiras*, em que podemos ser cem por cento nós mesmas sem medo de julgamento. Esse é o unicórnio que tantas de nós estamos buscando.

Não sei você, mas houve um tempo em que eu sentia uma inveja incrível das panelinhas de melhores amigas com que trombava em minha vida cotidiana, mesmo que jamais fosse admitir isso para elas nem para mim mesma. Eu via grupos de mulheres da minha vizinhança saindo juntas para tomar um café ou um vinho. Eu acompanhava a #ViagemDeAmigas on-line e me perguntava o que eu tinha de fazer para ser convidada para o círculo íntimo delas. Eu nem precisava ir até Belize com elas. Teria ficado feliz em ser convidada para um clube do livro ou uma reunião para vender velas perfumadas ou até uma merda de um clube de corrida. Bem, isso não é verdade, eu odeio correr. Mas estava faminta por alguém com quem eu pudesse me conectar num nível mais profundo. Eu estava desesperada para encontrar alguém a quem eu pudesse dizer a verdade quando me perguntassem: como você está, Jen?

Há uns dois anos, meu carro quebrou na estrada. Eu consegui sair para o acostamento, mas ainda não me sentia segura. Carros e caminhões passavam voando perigosamente perto de mim, e meu carro chacoalhava toda vez que eles passavam. Eu estava a poucos metros de um memorial improvisado que alguém tinha feito para um motorista que havia encalhado e sido morto num atropelamento com fuga naquele mesmo lugar. Estava preparada para abandonar o carro e chamar um guincho de casa. Fiquei ali sentada por um minuto me perguntando quem eu podia chamar para vir me buscar. Meu marido estava viajando. Meus pais estavam viajando. Até meu irmão e sua família estavam viajando. Nenhum dos suspeitos de sempre estava por ali. Eu tenho sorte de ter minha família tão próxima. Nunca tive alguém que não fosse da família como babá para meus filhos ou me trazendo uma refeição pronta quando eu fiquei doente. Como sempre pude depender de minha família, não tinha nenhuma amizade do tipo que pode vir te buscar no acostamento de uma rodovia no meio da semana no meu telefone. Procurei pelos nomes em minha lista de contatos e me peguei pensando: "Humm. A Stephanie não, nós não somos tão próximas assim, eu não quero incomodar" ou "Frank? Ah, acho que é o meu dentista. O que me lembra, preciso marcar uma limpeza" ou "A mãe da Nora. Merda, qual é o nome dela? Não posso chamá-la de 'mãe da Nora'. Deixa para lá, acho que ela se mudou". Eu estava em lágrimas quando finalmente telefonei para o maridão. Não sei bem o que me deixava mais chateada, o fato de meu carro estar incapacitado e eu estar com medo ou o fato de que eu não tinha amigos para quem pudesse pedir ajuda.

Quando o maridão disse "o que, exatamente, você acha que eu posso fazer agora, a quase dois mil e quinhentos quilômetros de distância?", eu desliguei na cara dele e joguei "serviço de guincho" no Google. Se eu quisesse fazer você se sentir bem com essa história, mentiria e lhe diria que a motorista do guincho era uma mulher chamada Kathleen e a minha chamada era a última do dia, então ela sugeriu que tomássemos um drinque e discutíssemos livros e a derrubada do patriarcado e agora somos melhores amigas e vamos para Belize juntas nas férias.

Não.

Não foi o que aconteceu. O número do motorista do guincho está no meu telefone agora, e, apesar de ele ser a primeira pessoa para quem vou ligar da próxima vez que estiver parada no acostamento, ele definitivamente não é um amigo.

Claro, eu gostaria de jogar a culpa da minha falta de amigas nessa coisa toda de meia-idade, mas não seria justo. Para ser honesta, eu sempre tive dificuldades para fazer amigos. Quando menina, eu era dolorosamente tímida e minha família se mudava muito. Quando eu juntava coragem para convidar alguém para ir à minha casa, estava na hora de fazer as malas e me mudar de novo. Quando eu finalmente criava a confiança para fazer amizade com alguém, geralmente acabava mal. Mal tipo filme de adolescente. Eu já fui desconvidada de festas de aniversário, já recebi recadinhos de ódio com cara de bilhete de resgate enfiados no meu armário, fui atormentada por meninos por causa da minha aparência, e certa vez fui até o projeto de estimação de um grupo de meninas malvadas e populares. Elas me adotaram e me trouxeram para junto delas só para literalmente me abandonar numa partida de futebol do ensino médio como piada, e eu tive de me virar para voltar para casa depois de ficar para trás. Era um jogo fora de casa e eu era nova na cidade, então não fazia ideia de onde estava. Celulares ainda não existiam, portanto eu tive que encontrar um orelhão e caçar o nome da escola para o meu pai poder usar as Páginas Amarelas para me encontrar. A única coisa positiva que posso dizer sobre minha experiência no ensino médio é que não me jogaram um balde de sangue de porco, e eu também não queimei tudo até o chão com meus poderes telecinéticos inexistentes (embora talvez tenha tentado). Assim que cheguei em casa desse jogo de futebol, eu basicamente desisti de tentar fazer amizades.

A meu ver, não valia nem o trabalho, nem o sofrimento. Era mais fácil fingir que eu não queria me encaixar e rejeitar as pessoas antes que elas pudessem me rejeitar. Para manter os outros a distância, eu me escondia atrás de uma muralha de sacadinhas irônicas e expressões faciais fulminantes. Essa abordagem me acompanhou por um bom tempo. Ela poupou meus sentimentos e se somou à persona solitária e sarcástica que passei anos cultivando.

Foi só com a aurora da era da internet que eu finalmente comecei a encontrar a minha turma – com quem eu me conecto de verdade e quem me entende. Muitas pessoas que eu conheço na vida real acham esquisito que a maioria dos meus amigos mais chegados viva no computador, mas eu acho esquisito que a sociedade pense que eu deveria ser amiga da Laura só porque ela, aleatoriamente, comprou a casa ao lado da minha. Pelo menos na internet eu posso encontrar pessoas que têm as mesmas paixões, valores e interesses que eu. (Não, Laura, o fato de nós duas nos sentirmos atraídas pela planta baixa de Westerfield II não conta como um interesse em comum.)

Eu entrei na internet no começo dos anos 1990. Consegui meu primeiro emprego e minha primeira grande compra foi um computador.

Comprei um computador porque tinha planos de escrever o Grande Romance Americano. Imaginei que, assim que tivesse o computador, tudo de que precisaria seria uma chaleira e um gato, e eu estaria pronta. Não devia ser tão difícil assim.

Abri a caixa e bem por cima havia um disco brilhante que imediatamente chamou minha atenção. Eu o puxei e examinei.

– AOL? – li em voz alta. – O que é isso?

Olhando para trás agora, eu percebo que provavelmente deveria ter deixado aquele disco quieto e simplesmente começado a escrever. Eu poderia ter escrito de fato o Grande Romance Americano e ganhado um prêmio Nobel ou algo assim. Mas não consegui resistir à tentação. Eu precisava saber o que era AOL. Seria a primeira vez (mas, certamente, não a última) que algo brilhante e/ou a internet seriam distrações para a minha escrita.

Acessei a AOL e imediatamente me senti em casa. Eu não tinha de ser Jen Mann, a garota desajeitada e gordinha lá no canto com opiniões esquisitas e senso de humor sombrio. Eu podia esconder minha identidade por trás de um nome de usuário e exibir apenas as partes de mim mesma que eu quisesse revelar, enquanto continuava relativamente anônima. Naquele tempo, muitos de nós não tínhamos a tecnologia para acrescentar uma foto ao nosso perfil, de modo que eu não tinha a preocupação adicional de ser julgada por minha aparência. Eu podia entrar em salas de chat dedicadas a discutir tópicos importantes para mim. Como dissertar sobre o penteado da Rachel no episódio mais recente de *Friends*, lamentar com colegas aspirantes a escritores nossa falta de tempo para escrever (sim, eu posso ver a ironia agora, mas na época nós jogávamos toda a culpa nos nossos trabalhos "reais" por sugarem nosso tempo de escrita, não nos bate-papos na AOL por horas a fio), e argumentos acalorados para definir se os Ewoks eram fofinhos, mortais ou uma combinação das duas coisas (está ficando mais claro por que eu não tinha amigos, não está?).

Mas, enfim, um dia eu estava mergulhada numa conversa polêmica sobre como os Stormtroopers do Império podiam ser considerados combatentes de elite sendo tão ruins de mira quando recebi uma mensagem privada de um cara do outro lado do país dando sua opinião.

Essa foi a primeira vez que a internet mudou a minha vida e me ajudou a encontrar um melhor amigo. Vários anos depois, aquele cara viria a ser meu maridão.

Nós começamos uma amizade virtual e ele foi uma das primeiras pessoas a quem mostrei meu "verdadeiro eu". Foi fácil, porque eu pensei que nunca nos encontraríamos na vida real. Ele estava na cidade de Nova York, e eu, em Kansas City. Quais eram as probabilidades? Eu não me censurei. Deixei minha "nerdice" correr solta. Coloquei meu senso de humor picante totalmente à mostra. E compartilhei minhas opiniões fortes, sem reservas, sobre tudo, desde política até livros, passando por pessoas sem habilidade para dirigir. Em alguns sentidos, fui mais eu mesma do que nunca, porque sentia que podia ser mais livre on-line do que pessoalmente.

Olhando para trás agora, eu me dou conta de que, se o maridão e eu tivéssemos nos encontrado numa festa, não sei se teríamos sequer falado um com o outro. Somos ambos bem tímidos e reservados quando estamos em grupos maiores e levamos um tempo para nos "soltar". Além disso, nenhum dos dois teria tido a coragem de abordar o outro e conversar sobre *Star Wars* numa festa cheia de adultos de verdade. Porém, on-line, éramos um par perfeito. Ambos podíamos ser nossos eus verdadeiros, e achamos um ao outro interessantes.

Tão interessantes, de fato, que alguns anos depois eu me mudei para a cidade de Nova York para ficar mais perto dele.

Depois de chegar lá, percebi que estava novamente sem amigos. O maridão ficaria perfeitamente contente se fôssemos sempre só nós dois, mas eu ansiava por um pouco mais de interação humana. Não muita, só uma ou duas amizades. Levei um tempinho para arranjar um emprego e, com ele trabalhando em período integral, eu ficava bastante tempo sozinha. Eu já tinha dificuldades para arrumar amizades quando criança, mas fiquei terrível nisso depois de adulta. Eu estava desempregada, sem filhos, sem bicho de estimação e morando sozinha, então não havia muitas oportunidades para encontrar novos amigos. E o maridão não ajudava muito. Ele mesmo tinha apenas um punhado de amigos, e eu não tinha nada em comum com eles.

Finalmente, depois de ficar de saco cheio de me ouvir choramingando, o maridão sugeriu que eu entrasse para algum grupo.

– Que tipo de grupo? – reclamei, já temendo a ideia de vestir calças e sair do apartamento.

– Algo que lhe interesse – propôs ele, solícito.

– Argh – grunhi.

Em minha opinião, a maioria dos "interesses" das pessoas não me atraía. Coisas como fazer álbuns de colagens, andar de bicicleta, cuidar de um jardim, criar os filhos, esse tipo de coisa.

Ele suspirou.

– Posso pensar em, no mínimo, uma coisa que lhe interessa – disse ele, gesticulando para minhas estantes transbordando de livros. – Que tal entrar para um clube de leitura?

– Clubes de leitura são coisa de gente velha – gemi. – *Minha mãe* tem um clube de leitura.

– Você não está nem tentando, Jen – disse ele, franzindo o cenho. – Você quer ou não fazer amizades?

Considerei a questão. Eu estava solitária e precisava de outra pessoa com quem me queixar, ou ia espantar a pessoa de quem eu gostava de verdade. Talvez um clube de leitura não fosse *tão* terrível. Claro, apenas "mulheres de uma certa idade" entravam em clubes de leitura, mas talvez eu pudesse fazer uma amiga no clube de leitura. Uma amiga de meia-idade continua sendo uma amiga, não é?

– Está bem – falei. – Mas onde é que eu encontraria esse grupo?

Ele sorriu e se sentou na frente do meu computador.

– No mesmo lugar em que você me encontrou: a internet. – Com alguns toques no teclado, ele encontrou o que estava procurando. – Prontinho!

No dia seguinte, tentei me convencer a desistir de tomar banho, vestir-me e caminhar por oito quarteirões para me encontrar com um bando de desconhecidas da internet que adoravam livros tanto quanto eu. Eu sabia que, mesmo que não tivéssemos nada em comum e não conseguíssemos pensar em nada para conversar, podíamos conversar sobre livros. E ainda assim eu não estava convencida de que deveria ir.

Eu estava solitária, sim, e precisava de uma amiga, sim, mas será que eu estava solitária *a esse ponto*? Eu estava mesmo preparada para me encontrar com um bando de desconhecidas doidas da internet? E aí lembrei a mim mesma que eu havia recentemente me mudado para o outro lado do país para namorar um desconhecido doido com quem trombei na internet. Estava claro que meus padrões não eram muito altos.

Finalmente, coloquei calças mais ou menos limpas e me arrastei pela rua na esperança de fazer uma nova amiga.

Está bem, para ser honesta, não foi exatamente a esperança de encontrar uma nova amiga o que me motivou. Foi a falta de comida na geladeira e o canto de sereia dos palitinhos de muçarela que eu sabia que estariam à minha espera no restaurante, mesmo que não houvesse amiga nenhuma.

Eu cheguei no restaurante e imediatamente me senti insegura por entrar ali sozinha.

– Posso ajudar? – perguntou a garçonete.

Olhei em volta. O restaurante estava lotado de casais se fitando apaixonadamente nos olhos, famílias bagunceiras com crianças irritantes (eu odiava crianças nessa época, porque não entendia ainda o quanto aquelas mães estavam exaustas) e grupos felizes de colegas de trabalho desfrutando de drinques em oferta perto do bar (eu nunca entendi pessoas que querem se reunir depois do trabalho, eu mal quero trabalhar com você, definitivamente não quero beber com você). Eu quis dar meia-volta e ir embora. Não – eu quis *correr* os oito quarteirões de volta ao apartamento e tirar o sutiã logo na entrada.

– Hã... – hesitei. "Seja corajosa", pensei.

– Você vai se encontrar com alguém? – questionou a garçonete.

– Humm. – Senti o coração acelerar e a boca secar.

"Eu não sou tão corajosa assim", pensei. "Bom, sim, você é, sim! Além disso, palitinhos de muçarela, tonta!"

– Talvez um grupo? – sugeriu a garçonete, gentil.

Assenti.

– Um clube de leitura – falei.

A garçonete sorriu e afirmou:

– Estão esperando por você na sala dos fundos.

Poucos meses depois de dividir uma porção de palitinhos de muçarela e analisar o significado por trás da escolha do autor de colocar cortinas azuis na saleta, eu já havia encontrado um emprego em período integral e feito algumas amizades no trabalho também, mas meu clube de leitura continuou sendo especial para mim. Eles foram meus primeiros amigos adultos e entraram na minha vida no momento certo. Fazíamos reuniões "oficiais" semanalmente, mas várias de nós nos conectamos e nos encontrávamos fora da agenda normal. Elas fizeram eu me sentir incluída e se tornaram imediatamente a minha turma. Compartilhávamos um interesse em comum, o que realmente ajudou a desenvolver uma ou duas amizades verdadeiras.

Ao longo dos anos, a internet continuou a desempenhar um papel importante, ajudando-me a encontrar amigos. Depois de vários anos morando na cidade de Nova York, o maridão e eu decidimos voltar para o Kansas e começar uma família. A maternidade foi o emprego mais difícil que já tive e, não importa o quanto o maridão tentasse, ele não conseguia entender minhas oscilações de humor nem me ajudar com os sangramentos nos mamilos. Mais uma vez, voltei-me para a internet em busca de um grupo ao qual me juntar.

Encontrei um grupo de mães on-line e frequentei uma reunião presencial com o grupo local. Eu gostaria de dizer que o primeiro grupo em que entrei tinha a mesma mágica que o meu clube de leitura, mas não tinha. Se você já teve filhos, então sabe o tipo de julgamento e baboseira que acompanha os grupos de criação de filhos. Esse grupo não era diferente. Grupos de brincadeiras, quando adultos e crianças pequenas se reúnem, podem ser dureza. O fato de que tínhamos filhos nascidos no mesmo ano e na mesma cidade nos unia, mas não queria dizer, necessariamente, que encontraríamos alguma outra coisa para nos conectar. Mas eu não desisti. Sabia que havia um grupo para mim por aí, eu só precisava continuar procurando. Fiz mais algumas tentativas antes de finalmente encontrar um grupo de mães com o qual eu pudesse trabalhar. Esse grupo também não era perfeito, mas serviu de lição para mim, na verdade.

Havia muita pressão para que eu me adequasse às outras mães de primeira viagem. Eu precisava organizar encontros elaborados para as brincadeiras, ler os livros certos sobre criação de filhos, colocar meus filhos nas melhores pré-escolas e matriculá-los nas melhores atividades extracurriculares, tudo enquanto me mantinha em forma e fabulosa. Mas eu não desisti, porque agora eu devia pensar em Gomer. Eu trabalhava de casa, e Gomer passava o dia todo comigo. Entrei para esse grupo torcendo para fazer uma ou duas amigas, mas, na verdade, havia entrado para que *ele* pudesse fazer amigos. Eu precisava continuar, por ele. Tentei acompanhar o ritmo das outras mães, mas não obtive sucesso, e isso me fez sentir desanimada.

Eu me dei conta de que por anos vinha tentando encaixar minha pecinha quadrada no buraco redondo de todo grupo. Eu não sou para todo mundo e, conforme cheguei nos meados dos 30, percebi que estava cansada de tentar agradar a todos. Estava cansada de manter a cabeça baixa e a boca fechada. Estava cansada de "amenizar" minha personalidade e fingir ser alguém que eu não era só para seguir o fluxo ou não causar problemas ou me encaixar ou seja lá o que eu estava tentando fazer. Em vez de mudar, decidi que eu preferia ser eu mesma e atrair as poucas pessoas que gostassem de mim por mim.

Comecei com aquele grupo de mães. Com as mãos à obra, moldei o grupo para ser aquilo que *eu* queria. Fiz isso ao convidar outras mães para entrarem no grupo. Imaginei que, quanto mais membros tivéssemos, maior minha chance de conhecer pessoas como eu.

Comecei assumindo um papel de liderança. Eu não adorava algumas das líderes, então resolvi concorrer a uma vaga no conselho-diretor. (É, esse grupo de brincadeiras tinha um conselho-diretor. Eu sei lá, era tanta merda que é melhor pular essa parte.) Trabalhei para mudar aquele grupo de dentro para fora. Sim, eu queria fazer novas amigas, mas também queria que outras mães por aí se sentissem menos sozinhas. Apesar do grupo não ser perfeito, ainda foi um achado para mim. Fiz algumas amigas próximas sem as quais eu nem imaginaria tentar navegar pelas águas turvas da primeira maternidade.

Foi a primeira vez que me expus e realmente assumi o controle de algo. Eu tinha sido integrante de vários grupos antes disso, mas nunca havia feito parte da liderança. Percebi que gostava disso. É claro que eu gostava. Sou uma pessoa "mandona". Tudo bem, eu assumo. Se você quer as coisas feitas do jeito certo, precisa fazer você mesma.

Depois de alguns anos, nossos filhos começaram a ir para escolas diferentes, algumas das mulheres se mudaram para longe ou arrumaram empregos de período integral e essas amizades esfriaram. Senti a dor familiar da solidão começar a se esgueirar de volta. Dessa vez não havia um grupo ao qual me juntar. Acredite, eu tentei. Vasculhei a internet, mas tudo lá tinha sido projetado para socializar as crianças, não as mães. Meus filhos praticavam esportes e participavam de atividades depois da escola, mas eu não me conectei com as outras mães nas arquibancadas. Não conseguia entrar na torcida nem no clima ultracompetitivo em torno do futebol infantil. Eles tinham 8 anos, não eram atletas profissionais, pelo amor de Deus!

Eu também lutei para me identificar com as mães, porque não era uma categoria fácil para mim. Eu era agente imobiliária e trabalhava de casa para poder economizar nas despesas e passar mais tempo com a família. Não me identificava direito com as mães donas de casa e, como não vestia calças para ir a um escritório legítimo todo dia, também não me identificava com as mães que trabalhavam fora. Eu estava numa terra de mãe nenhuma, na qual todo mundo me avisava que minha situação era anormal e provavelmente ruim para meus filhos. As mães donas de casa sugeriam que meu emprego me forçava a negligenciar as crianças, e as mães que trabalhavam fora insinuavam que não era "trabalho" de verdade se você podia fazer tudo de pijamas.

Minha falta de amigas começou a afetar meu casamento. Eu estava irritável e estressada porque não tinha ninguém com quem reclamar além do maridão. Procurei clubes de leitura, mas não tinha tempo de ler um livro desde que Gomer nasceu. Com as mães do grupo de brincadeiras, eu tinha um escape para desabafar ou me solidarizar às lutas da criação de filhos e dos maridos, mas seria esquisito comparecer a um grupo de brincadeiras sem um bebê.

Eu precisava de uma amiga que me escutasse. Descobri que as mulheres não querem, necessariamente, ter seus problemas resolvidos; elas querem, porém, ser ouvidas. Esta é uma grande reclamação que eu tenho sobre o maridão. Precisei ensiná-lo, logo no começo, que eu só queria reclamar e me lamuriar. Eu não queria soluções de fato ou saber o que ele achava que fosse o jeito certo de resolver o problema. E eu queria que ele mentisse um pouquinho para mim. Eu queria ouvir que estava certa ou, no mínimo, que meu ultraje tinha motivo. Queria que ele assentisse com a cabeça e dissesse: "Que droga" e "Foda-se esse cara!". Eu não queria que ele dissesse "O que é isso, Jen! Você percebe que não está isenta de culpa aqui, não é?". Toda vez que ele fazia isso, brigávamos.

Foi quando eu comecei o blog *Gente que eu quero dar um murro na cara*.

Apesar de estar sofrendo, muito do que eu escrevia ainda era engraçado. Era sarcástico, mordaz e espirituoso. Percebi que a única coisa que me manteve sã todos esses anos foi o meu senso de humor. Sim, eu posso ficar muito puta, bem rápido, mas também posso dar um passo atrás e enxergar o humor em praticamente qualquer situação. A vida é dura. Você vai rir ou vai chorar, então sempre é melhor rir. Sendo meu eu mais autêntico, fui capaz de me conectar com as pessoas, atraí-las para mim e desenvolver amizades reais.

Quando o blog viralizou e eu resolvi tentar fazer uma carreira desse negócio de escrita, comecei a passar mais tempo on-line do que nunca. Muito havia mudado desde meus dias na AOL. Eu não havia percebido que existiam tantos grupos supernichados em que se podia entrar. Entrei num frenesi de participação. Entrei num grupo de mães blogueiras do meio-oeste. Entrei num grupo de fãs de Jane Austen que se reúne para um *brunch* todo ano, no dia do nascimento dela. Entrei num grupo de *networking* local, exclusivo para mães que trabalham de casa. Também entrei numa tonelada de grupos de artesanato, porque meu segredo mais profundo e sombrio é o quanto eu amo uma pistola de cola quente. Se o blog ácido não tivesse decolado, eu estaria agora fazendo guirlandas e laços para cabelo de bebês.

Por mais que eu quisesse, não podia simplesmente ficar on-line o dia inteiro. Eu precisava sair mesmo da minha casa e conhecer gente nova, e era aí que a coisa ficava um pouco mais difícil. Primeiro, eu tinha de superar meu medo de tomar a iniciativa. Antigamente, eu ficava pensando em quantas vezes eu convidava uma amiga para fazer alguma coisa contra quantas vezes ela me convidava para fazer alguma coisa. É mesquinho e besta se ater a essas bobagens. Conforme converso com mais mulheres, descubro que existe muito medo de rejeição aí fora, e quando você combina isso com o esmagador senso de apatia que muitas mulheres têm, faz todo o sentido que você não esteja sendo convidada para sair. Você precisa dar aquele primeiro passo e incentivar sua amiga a se juntar a você numa aventura.

E nem vou começar a falar do processo exaustivo de fazer e manter amizades. Sei como é a avassaladora tomada de decisão na escolha da calça certa para usar num *happy hour* com as amigas. Também me preocupava com o julgamento que vem com as amigas. Vamos encarar, as mulheres falam merda umas das outras. O tempo todo. Não me importa o quanto você é próxima da sua melhor amiga, em algum momento, ela fez um comentário sarcástico pelas suas costas. E isso é uma porcaria mesmo. Mas se você for honesta, também já fez um comentário sarcástico a respeito dela.

Assim, conforme fui amadurecendo, assumi esse grande compromisso de que não falaria merda das minhas amigas pelas costas delas. Eu seria aquela amiga brutalmente honesta que avisa quando a bunda da pessoa parece maior numa calça jeans, ou que a estratégia de criação de filhos dela é uma bosta, ou que o marido dela é um cretino. Deus do céu, é duro ser minha amiga, e eu sou grata por vocês (as quatro, mais ou menos) que continuam comigo.

Também aceitei o tipo de amiga que sou. Francamente, sou uma amiga ruim. Eu posso passar dias, até semanas, sem fazer nenhum contato. Posso ficar tão envolvida na minha própria vida que me esqueço das amizades. Venho me empenhando bastante para ser uma amiga melhor. Eu odiava mensagens de texto. Achava isso tonto e trabalhoso. É só me ligar e conversamos, assim eu não preciso ficar aqui com câimbras nos dedos. Além disso, com as novas amigas havia o bônus da análise excessiva e paralisante de cada mensagem de texto enviada e recebida. "O que ela quis dizer com 'K'? Tipo, será que ela está com raiva ou só ocupada? Talvez seja um daqueles casos de digitar sem querer quando ela nem pretendia responder, porque agora ela me odeia e vai me dar um chá de sumiço. É isso. Nunca mais mando uma mensagem de texto para ela. Arrrrgh!" Porém, ao longo do tempo, percebi que muitas pessoas preferem um contato rápido por meio de uma mensagem de texto. Então, comecei a mandar mensagens. E aprendi rapidinho que é um jeito fácil de me manter em contato com as pessoas e não perder a conexão. Não exige nem de longe o esforço que eu achava, e eu adotei totalmente a estratégia de enviar somente vídeos do TikTok o dia todo para algumas amigas, e memes completamente inapropriados para outras.

O que estou tentando lhe dizer é que não existe um truque mágico para fazer amizades. O segredo é se expor. Você deve estar aberta a tentar coisas novas e sair da zona de conforto. Não tenha medo de agir primeiro. Corra riscos – seja ousada e corajosa. Sim, você provavelmente encontrará alguns cuzões. Mas também encontrará pessoas que vão lhe dizer que você precisa de um sutiã melhor e lhe enviarão vídeos de cachorros no spa.

PÉROLAS DA JEN

Escuta, às vezes você precisa ser a pessoa a entrar em contato primeiro. Você não pode ficar sentada em casa e torcer para que alguém pense em você. Não funciona assim. Se você conhece alguém com quem se conecta, corra o risco e inicie o relacionamento. Entre em contato digitalmente ou pelo telefone, ou até pessoalmente. Se a pessoa não aceitar, quem liga? Tente com outra pessoa. E quando você fizer a amizade, não pode ficar contando pontos. Estamos todos passando por nossos momentos difíceis e precisamos dar uns aos outros um pouco de tolerância, em vez de instantaneamente presumir o pior. Se você sempre mantém as linhas de comunicação abertas e avisa a seus amigos quando se sente ignorada ou insegura quanto a alguma coisa, é mais fácil voltar ao normal. Comunicar-se com novas amizades pode ser difícil. Quando em dúvida, mande um meme hilário para a pessoa. Funciona toda vez.

isso no meu mamilo é pelo? e outras coisas que nunca pensei que perguntaria

Entenda e aceite seu corpo em transformação

"Envelhecer é uma questão de corpo e mente. Você esconde o corpo e mente."
— Atribuído a Mark Twain

Eu não visito o cabeleireiro com a frequência que deveria. Trabalho de casa e raramente saio; além disso, o maridão é pão-duro demais para me incentivar a gastar centenas de dólares no meu cabelo. Logo, só vou quando sei que tenho uma sessão de autógrafos ou fui contratada para falar em público. Entre eventos, eu deixo meu cabelo fazer o que quiser, e aí, algumas semanas antes da minha data de partida, marco uma visita à minha cabeleireira, Sarah, e ela dá um jeito em mim.

Eu nunca aceitei minha cor natural. Nem me lembro como é, tirando o fato de ser entediante. Já pintei o cabelo em vários tons de vermelho desde o sétimo ano, porque é uma cor divertida. Porém, quando fiz

40 anos, Sarah (que é uns bons dez anos mais nova do que eu) sugeriu muito gentilmente:

– Ei, Jen, você já pensou em pintar de loiro?

– Loiro? – zombei. – Eu não pinto de loiro. Eu sou ruiva.

Sarah ficou encabulada.

– Então, é só que, quando você pinta de ruivo, o cabelo... hã... ele cresce... um pouco mais rápido do que com o loiro.

Aquilo não fazia sentido nenhum. Como é que o meu cabelo podia crescer mais rápido ou mais devagar, dependendo da cor?

– Como assim? O cabelo vermelho cresce mais rápido do que o loiro?

– É, tipo isso – Sarah gaguejou. – É só que, bom, quando começamos a pintar o seu cabelo de ruivo, anos atrás, a sua cor natural era castanho, aí, quando crescia, não ficava tão destacada porque meio que se misturava com o ruivo, já que você tem... bom, *tinha* luzes avermelhadas naturalmente. E agora...

– Agora o quê? – exigi, olhando para meu cabelo no espelho com mais atenção.

– Agora, bem... hã... muitas clientes minhas que são mais velhas...

– Mais velhas? – eu a interrompi. – Agora eu sou uma cliente *mais velha*?

Olhei feio para Sarah.

– Hum... só um pouquinho mais velha, sabe como é. Só *um pouquinho*, Jen.

– Arrãn.

– Bem, as minhas clientes que são... hã... que têm mais... hum... que têm *menos* de sua cor natural agora, elas preferem pintar de loiro, porque quando o cabelo cresce, o loiro se mistura melhor com a... *nova* cor natural, sabe?

Mas que porra ela estava dizendo? *Minha nova cor natural?* Minha cor natural é e sempre será castanho!

– O que diabos você está tentando dizer? – exigi saber.

Sarah e eu nos conhecíamos há anos e eu estava irritada por ela ser tão evasiva comigo. Onde ela estava querendo chegar? Era como se ela estivesse com medo de me contar alguma coisa. E aí chegou a compreensão. Minha *nova* cor natural!

– Você está tentando me dizer que eu estou *grisalha*? Está dizendo que meu cabelo está *branco*? Que a minha nova cor natural é *grisalho*?

Sarah ficou em silêncio, então eu continuei.

– E quando meu cabelo cresce, minha cor natural não é mais castanho, e as raízes grisalhas se destacam contra o ruivo, mas com o loiro as raízes grisalhas se camuflam melhor e, por isso, eu deveria pintar de loiro?

A cabeleireira de meia-idade na cadeira ao lado da nossa se inclinou para perto de nós.

– É exatamente isso que ela está dizendo. Você está velha demais para cabelos ruivos. Está na hora de ficar loira, meu bem. Por que você acha que todas as mulheres mais velhas têm cabelos loiros? Além disso, sua pele vai parecer mais brilhante, seus olhos vão ter mais destaque. Tudo vai ficar melhor. Não tão severa.

Ela assentiu, em seguida franziu a testa e olhou para meu rosto com mais atenção.

– Também passou da hora de começar a depilar o buço com cera. Está ficando mais escuro, em vez de cinzento.

Ela juntou uma pilha de toalhas sujas e saiu rebolando para a sala de lavanderia sem nem pedir desculpas por jogar uma bomba de verdades desse tamanho em cima de mim.

– Caramba – falei. – Isso foi grosso para caralho para alguém que nem me conhece. Imagina só o que ela fala para as amigas...

Sarah deu de ombros.

– É, a Miriam pode ser difícil de lidar às vezes. Ela perdeu o filtro já faz um tempo. Mas não está errada. Esse buço está merecendo uma atenção.

E foi aí que eu comecei a pintar o cabelo de loiro e depilar o buço quase regularmente.

Quando a meia-idade chegou, alguns anos atrás, eu fui de alguém que mal olhava para o espelho antes de sair de casa para alguém obcecada com cada detalhezinho do rosto e do corpo. Minhas "marcas de riso" já não desapareciam, mas o mesmo não podia ser dito das minhas sobrancelhas. Eu sabia que tinha sobrancelhas quando fui dormir certa noite; quando acordei no dia seguinte, elas tinham sumido. Os pelos das sobrancelhas sumiram, mas outros começaram a surgir em locais incomuns: nas orelhas, no queixo, até na porcaria do mamilo.

E meus peitos! Ah, meu Deus, meus peitos! Eu não tenho muitas qualidades, mas esses peitos já foram meu orgulho. Agora não eram sequer simétricos. Um estava decididamente mais caído do que o outro. É, eu disse mais caído, não maior. Agora os dois lembravam duas baguetes correndo para a minha cintura, um deles um pouquinho mais perto de vencer do que o outro (é o que não tem o mamilo peludo, caso você esteja se perguntando). Para ainda parecer vagamente decentes, eles exigem sutiãs que consistem, em sua maior parte, de arames industriais reforçados, cobertos por um pedaço de tecido, que saem por nada menos do que cem pilas cada. É um baita esforço.

Por favor, não pergunte sobre minhas partes baixas. Eu podia ter uma virilha pantanosa na segunda-feira e o deserto do Mojave na terça-feira. Simplesmente tento manter tudo tão ajeitado e agradável quanto posso para visitantes.

Eu nunca fui magrinha. Sou mais do tipo "violão". Conforme envelheci, o violão foi virando um violoncelo, e agora estou chegando no bumbo. A parte irônica é que eu estou, na verdade, movimentando-me mais e comendo menos do que nunca, mas meu corpo de meia-idade está tipo: "Ha, ha, ha, você comeu uma salada. É, isso funcionava antes. Agora, não funciona mais. Foda-se".

"Droga. Como é que as gostosas fazem isso? Como elas envelhecem?", perguntei-me. "Eu nem faço muita coisa, e isso é uma merda!"

Eu nunca fui uma gostosa. Nem de longe. Sempre fui a engraçada (de aparência e personalidade). Eu era amiga de todos os caras e namorada de nenhum. Nunca fui uma gostosa e, no entanto, ali estava eu, tendo um faniquito por causa do meu corpo em transformação. Imagine o quanto eu estaria fodida se sempre tivesse sido linda e agora, de repente, aparecesse uma papada?

Flagrei-me pensando sobre quais outros procedimentos eu precisava fazer. Pintar o cabelo e depilar o buço já não bastavam. Ouvi mulheres cochichando sobre extensões de cílios, micropigmentação, plástica nos peitos, *lifting* nos olhos, preenchimento, lipo, rejuvenescimento vaginal e mais.

E eu sabia que não era a única me sentindo assim. Há um motivo para a indústria estética estar avaliada em 53 bilhões de dólares. As mulheres são bombardeadas diariamente – a todo momento – com toda essa merda. Existem um milhão de maneiras de nos deixar com a aparência melhor e mais jovem. Dizem-nos que precisamos pinçar, depilar, levantar e esconder tudo em nossos corpos, senão a sociedade vai nos julgar como indignas e indesejáveis. Somando-se a um rosto sem rugas, precisamos de cílios mais longos, lábios mais carnudos, bumbuns mais redondos, peitos mais empinados, cinturas finas, corpos sem pelos e vaginas rejuvenescidas. E nem vou falar dos elixires, tônicos e soluções que prometem de tudo, desde cabelo espesso feito crina de cavalo até a mente de um físico, passando pela vida sexual de uma estrela pornô e a energia de um maratonista. A indústria médica está lucrando com a nossa vaidade e nosso medo de envelhecer. E estão transformando isso numa festa. Eu fui convidada recentemente a uma festa de Botox. É como uma reunião da Tupperware, só que todo mundo paga para receber uma injeção entre os olhos em vez de contêineres de plástico que arrotam. Eu recusei. Gosto de franzir a testa. É minha expressão favorita.

E não são apenas as mulheres da minha idade ou mais velhas que estão entrando nessa loucura. Eu tenho uma amiga que é uma geração mais nova do que eu e já está gastando milhares de dólares todo ano para "combater" o envelhecimento e mantê-lo a distância. Seus médicos e esteticistas a convenceram de que, quanto mais jovem ela começar essas bostas, melhor será para ela quando atingir a meia-idade – daqui a quinze anos, porra!

Ah, o que é isso! Os homens não passam por essa pressão. Eles podem envelhecer do jeito que quiserem. Ficam grisalhos, ficam carecas, cultivam pancinhas. Os homens não estão nem aí para isso. As costas deles ficam peludas, os pés parecem lixas. Eu já vi cera de ouvido literalmente cair do ouvido do meu marido na mesa de jantar. Eu *morreria* se isso acontecesse comigo, mas ele simplesmente pegou, examinou e deu uma cheirada nela antes de jogar no lixo e dizer:

– Meh. Acontece de vez em quando.

Diabos, o "corpo de pai" é real, e algo que as mulheres cobiçam.

Cadê os memes na internet e as contas de Instagram dedicadas à gostosura da mulher caída de meia-idade?

Eu me dei conta de que toda essa preocupação com envelhecer só estava me fazendo envelhecer mais rápido. Precisei me acalmar e descobrir o que eu faria. Eu estava com 47 anos e me encontrava numa encruzilhada. Tinha de escolher como eu envelheceria.

Descobri que as mulheres têm apenas algumas opções:

1. Lutar até a morte

Você precisa ser muito rica, dispor de muito tempo livre e uma tonelada de autocontrole se vai tomar esse caminho. Não é para as fracas. Você vai precisar de uma frota de ajudantes e especialistas pagos, além de uma vontade de ferro.

Eu conheço mulheres que passam o dia todo com *personal trainers*, nutricionistas, esteticistas, dermatologistas, dentistas, cirurgiões plásticos, cabeleireiros, maquiadores, *personal stylists* e coaches de bem-estar, todos dedicados à luta contra o tempo. Quando essas mulheres não estão sendo espetadas, raspadas, medidas, alisadas ou tonificadas, estão alinhando seus chacras e recebendo orientação de seus guias espirituais.

Essas mulheres estão funcionando à base de cinco horas de sono, *shakes* de proteína, hashtags e pura determinação. Elas tratam o antienvelhecimento como se fosse seu trabalho e estão decididas a ganhar como funcionárias do ano. Elas se recusam a envelhecer e, quando morrerem, é melhor que a família as mande para a cova com a raiz do cabelo retocada e o bronzeamento artificial em dia, ou elas assombrarão a todos por toda a eternidade.

Esse não era o caminho para mim. Embora admirasse a dedicação dessas mulheres, eu sabia que fracassaria terrivelmente. Além do fato de não poder pagar por toda essa bosta, minha força de vontade lembra mais gelatina do que ferro e acordar antes do sol nascer para fazer qualquer coisa além de mijar soa como o inferno na terra para mim.

2. Abandonar toda a esperança

Eu estava na casa da minha mãe um dia e reparei que ela tinha dois catálogos largados na bancada da cozinha. Um era de uma empresa que vendia apenas aquelas túnicas estampadas soltas e robes, daqueles que fecham com um zíper na frente, porque, quando você fica velha, vestir algo por cima da cabeça é difícil. O outro consistia de 30 páginas coloridas cheias de perucas. Eu nunca tinha visto minha mãe usando um roupão nem uma peruca, de modo que fiquei bem surpresa ao ver esses catálogos tão à vista, com páginas dobradas para marcar. "Será que a minha mãe assinava essas coisas?", pensei. "Ou será que você simplesmente chega a certa idade e eles lhe enviam isso?"

Antes que eu me desse conta do que estava fazendo, vi-me folheando os catálogos e imaginando como eu ficaria num vestido inspirado na sra. Roper, de *Um é pouco, dois é bom e três é demais*, e um corte de cabelo à la *As panteras*. E, para ser honesta, eu não odiei o que estava visualizando.

Na minha opinião, uma túnica é sempre uma ótima escolha de estilo. É confortável, porque é meio vestido, meio robe. Ela abraça as curvas, mas não as aperta, mostrando toda dobra e buraquinho. E facilitaria bastante a tarefa de decidir o que vestir todos os dias se eu pudesse simplesmente subir o zíper de um robe de vovozinha. Eu não precisaria de roupas de baixo e receberia uma brisa gostosa no verão para ventilar a virilha pantanosa que ocorre às vezes. Segundo o catálogo, se você investir com sabedoria, um bom vestido caseiro pode ir do café na varanda para o almoço com as amigas até um casamento à noite, com apenas uma troca de acessórios.

E vamos conversar sobre perucas por um minutinho. Não seria legal ter o cabelo da Rachel num dia e franjas removíveis no dia seguinte? Quantas de nós arruinaram de oito a dez meses de nossas vidas cortando uma franja quando não deveríamos? Além disso, eu finalmente poderia parar de gastar tanto dinheiro para pintar o cabelo. Poderia até raspar a cabeça e poupar em shampoo.

Embora esse caminho soe bacana, no final resolvi esperar pelo menos mais quinze anos antes de adotá-lo.

3. Envelhecer graciosamente com umas coisas do tipo mente-sobre-o-corpo

Alerta de *spoiler*: esse é o caminho que eu escolhi, pois é o que mais faz sentido para mim. Eu continuei pintando o cabelo e depilando o buço e talvez um dia acrescente alguns procedimentos cosméticos menores. Quando me cansar de franzir a testa, considerarei colocar um pouco de Botox aqui e ali. Eu posso fazer micropigmentação nas sobrancelhas sumidas e acrescentar alguma coisa nos cílios. Não foi difícil ampliar minha rotina de hidratação de uma para duas vezes por dia; agora, eu acrescento um sérum e uma máscara aqui e ali para combater seja lá quais forem as "marcas de envelhecimento". Em vez de túnicas, adotei os vestidos no estilo justo no corpo e rodado da cintura para baixo e aumentei meu orçamento reservado para cintas caras e sapatos bonitinhos, mas razoáveis.

Ainda não cheguei lá, mas acho que em algum ponto vou começar a passar meu tempo no Chico's, balançando a cabeça no ritmo de uma música do The Cranberries tocando nos autofalantes e comprando as roupas de lá, que na verdade não passam de peças básicas coloridas para o pessoal de mais idade. Vou usar colares extravagantes e fazer aquele corte "mamãe", que é um franjão na frente e curtinho atrás, porque cabelo comprido faz suar quando você tem calorões. E quando meus filhos estiverem mais velhos, vou trocar minha minivan por algo mais divertido – a julgar pelo estacionamento da Costco, acho que o Jeep Wrangler é o equivalente da crise da meia-idade feminina ao carro esportivo para os homens.

Eu poderia fazer tudo isso, mas nada importaria até que eu aceitasse por completo o que estava acontecendo com meu corpo e ficasse tranquila com isso. Era o caminho mais saudável, mas a aceitação foi a parte difícil. Eu tinha que acreditar nisso de verdade. Minha mentalidade era o que precisava mudar. Eu precisava trazer meu cérebro para o meu lado. Eu podia fazer toda a malhação, usar os unguentos e fazer todas as cirurgias que eu quisesse, mas, se continuasse a permitir sentir-me velha, então eu estava velha. Eu tinha de escolher quais batalhas valiam a pena e me lembrar que envelhecer não é tão ruim assim.

Alguns meses atrás, vi minha tia Lorna.

– Ei, Jen, olha o que eu achei limpando os armários.

Ela balançava uma fotografia de 20x25 centímetros na minha cara. Eu reconheci de imediato a foto de lembrança de uma viagem que fizemos a Portugal, vinte e cinco anos atrás. Nós nos inscrevemos em um "jantar típico português" e a foto estava inclusa.

Eu peguei a fotografia da mão dela e a examinei com atenção. Ela foi tirada no verão em que me formei na faculdade e eu tinha passado as semanas anteriores viajando pela Europa antes de encontrar com minha tia em Lisboa. Eu estava mais bronzeada e mais magra do que sou agora. Meu rosto estava imaculado e meu cabelo estava com frizz, mas sem qualquer sinal do grisalho que viria. Fiquei com um pouco de inveja da moça na foto, até minha mãe olhar por cima do meu ombro e anunciar:

– Você está melhor agora. Bem melhor.

A princípio fiquei ofendida, depois entendi o que ela queria dizer. Em muitos sentidos, eu tinha uma aparência melhor aos 47 do que aos 20. Claro, em parte, isso tinha a ver com o fato de que agora eu tinha dinheiro e mais bom gosto. Aos 20, eu não sabia que produto milagroso era a chapinha, e achava que calças cargo eram incríveis porque eu podia carregar minhas coisas todas sem o incômodo de uma bolsa. Eu ainda não sabia quem eu era. Sim, a garota da foto era jovem e despreocupada. Ela tinha ido para a Europa sozinha para se encontrar, como a heroína de um dos livros que ela devorava, mas também era insegura e infeliz. Ela não gostava de si mesma. Estava em seu momento mais magro, mas ainda se achava gorda. Odiava ser a amiga engraçada – ela queria ser a personagem principal de sua própria história. Não sabia como conversar com as pessoas nem como se identificar com seus pares. E o mais importante: ela ainda não tinha descoberto seu propósito, portanto, estava zangada.

Ver aquela foto me fez pensar em minha filha, Adolpha, e a mensagem que eu estava passando para ela. Ela tinha 13 anos e me observava em busca de pistas para navegar toda a baboseira de padrões de beleza e mensagens antienvelhecimento por aí. Se não fosse por nenhum outro motivo, eu precisava adotar uma atitude positiva por ela, para que, daqui a trinta anos, ela tivesse mais facilidade.

Eu conversei com ela e lhe disse que sim, eu estava envelhecendo, e que tinha uns dias que eu achava isso uma droga, mas, na maioria, estava tudo bem, de verdade. Porque eu estava envelhecendo, mas também ficando mais sábia e mais confiante, e alcançar a meia-idade me ajudou a reconhecer minhas prioridades. Eu até disse a ela uma das opiniões mais controversas entre as mulheres: *eu gosto de mim*. Levei mais de quarenta anos para chegar nesse marco, mas, assim que cheguei, foi como se um peso tivesse sido levantado. Eu já não andava tão zangada. (Está bem, está bem, eu ainda estou zangada, mas estou zangada com coisas diferentes, coisas importantes mesmo.) Já não estava mais tão triste. Não estava tão confusa. Não estava tão entediada. Meus olhos estavam abertos e eu compreendia o que precisava fazer dali por diante. Cortei um monte de merdas da minha vida e uma delas foi minha perspectiva negativa sobre minha aparência conforme envelheço.

No entanto, por mais que eu me esforce, ainda preciso ser lembrada disso constantemente. E é aí que é bom ter amigas que vão estar ao seu lado e manter você nos trilhos. Eu estava conversando com uma amiga outro dia sobre uma sessão de fotos recentes que fiz. Eu disse a ela:

– Havia algumas fotos ruins lá no meio, mas, no geral, gostei delas.

Ela respondeu:

– Não existe foto ruim de nós mesmas. Só existem fotos das quais gostamos mais do que de outras.

Claro que ainda há dias em que eu não estou felicíssima com o que está rolando com meu corpo, mas tentei adotar uma perspectiva positiva e tal. Estou finalmente contente com quem eu sou e com meu visual. E certamente existem partes de mim, tanto por dentro como por fora, que podem ser melhoradas, porque eu acho que deveríamos sempre buscar maneiras de nos aprimorarmos, mas *o que* e *como* cabe a mim decidir – a mais ninguém. Todos temos ideias diferentes do que precisa de melhorias conforme envelhecemos, e deveríamos ter permissão de envelhecer sem pressões externas sendo impostas sobre nós pela sociedade, pela mídia, por nossos cônjuges ou por outras mulheres. Meu novo mantra: você cuida de você e eu cuido de mim. Porque o mais importante é estar contente consigo mesma. Quando você está contente, tudo o mais se encaixa, criando equilíbrio.

Como resultado, eu já não me martirizo tanto. Não me preocupo com o número na etiqueta da calça nem me aflijo com meus lábios ficando mais finos ou meu cabelo embranquecendo. Não me comparo mais com minhas amigas ou com as mulheres que vejo em revistas e propagandas. Eu aceitei quem eu sou, e todos os dias me empenho em amar a mim mesma e fico contente em me permitir envelhecer com tanta graciosidade e naturalidade quanto eu quiser.

PÉROLAS DA JEN

Foda-se a opinião dos outros. Envelheça do jeito que você quiser.

quem você está chamando de doida?

Tudo bem ficar puta da vida

Conforme envelheço, reparei a frequência com que as mulheres são chamadas de doidas. Mas somos mesmo doidas ou só estamos de saco cheio das merdas dos outros?

Muitos, muitos anos atrás, quando eu tinha 22 anos e estava no meu primeiro emprego depois da faculdade, as minhas colegas de trabalho, em sua maioria, eram mulheres mais velhas do que eu. Éramos revisoras numa firma de engenharia e o serviço exigia que trabalhássemos em pares com uma pessoa diferente toda semana. Não tínhamos cubículos nem mesas designadas para trabalhar; em vez disso, toda semana alternávamos para um novo escritório temporário, com uma nova parceira. Por causa desse arranjo bizarro, eu tive a chance de passar bastante tempo individualmente com cada uma das senhoras no meu grupo. Por trabalharmos em ambientes tão pequenos e termos bastante tempo sobrando, havia bastante bate-papo. No começo, era uma conversinha polida sobre o clima, talvez os planos para o fim de semana, mas, depois de um tempo, a conversa sobre ótimas receitas que a família inteira ia adorar fazia uma curva e ficava um ponto mais íntima e, como resultado, aprendi muito. Provavelmente até demais. Naquele tempo, eu estava solteira e morando sozinha. Eu queria ter um marido e filhos, mas, depois de passar dias intermináveis ouvindo as mulheres ao meu redor se lamentarem sobre os maridos preguiçosos, os filhos malcriados, sogras prepotentes, vidas sexuais entediantes e problemas financeiros, aquilo me fez pensar que caralhos eu estava querendo, exatamente.

Uma mãe de três filhos, casada, confidenciou que estava *perdendo* dinheiro ao trabalhar. Certa manhã de uma segunda-feira, estávamos escaladas para trabalharmos juntas, e quando eu cheguei ela já estava no escritório com um café e uma rosquinha.

– Uau, você chegou cedo! – falei. (Todo mundo com quem eu trabalhava chegava cedo, porém, porque eu estava sempre cinco minutos atrasada.)

Ela falou com a boca cheia de rosquinha.

– Foi um final de semana muito longo, então levei as crianças para a creche cedo hoje.

– Ah, você teve um fim de semana divertido com seus filhos? – perguntei, porque, na minha cabeça jovem e sem filhos, finais de semana com as crianças eram sempre uma festa. Você vai ao parque ou participa de jogos ou assiste a filmes da Disney e tira sonecas junto com elas. Crianças me pareciam uma fonte de entretenimento constante naquela época.

Ela me olhou de cara feia.

– Não, eu não tive um final de semana divertido. Meus filhos são uns cuzões e meu marido jogou golfe o fim de semana todo. Você sabia que vir trabalhar é, na verdade, uma folga para mim?

– Como é?

Eu fiquei horrorizada. Trabalhávamos no porão úmido e sem janelas de um prédio de cimento. Estávamos a alguns passos da cantina e, apesar de não ter iscas de peixe no cardápio todo dia, com certeza cheirava como se tivesse.

– O pagamento aqui é um lixo e eu *perco* dinheiro todo mês depois de pagar pela creche dos meus filhos, mas não aguento ficar com eles. Vale a pena trabalhar aqui só para manter minha sanidade, Jen.

Nós passávamos nossos dias revisando relatórios e memorandos de engenharia por centavos. Era um pesadelo de emprego, e eu fiquei alarmada em ouvir que a maternidade era pior. Que alguém escolhesse, de fato, vir para a fossa que chamávamos de escritório para escapar de sua cria dos infernos foi algo que abalou minha mente jovem e despreocupada.

Outra mulher especulava se seu marido estava tendo um caso e não parecia nem ligar.

– Ele teve de "trabalhar até tarde" toda noite essa semana – confessou ela.

– Bem, talvez o chefe dele o forçou a ficar – falei. – O que ele faz mesmo?

– Ele é professor – disse ela. – Em férias por causa do verão.

– Certo. É, aí é dureza – falei. – Ele não está nem tentando esconder o caso.

Ela deu de ombros.

– Quer saber? Desde que ele não esfregue isso na minha cara nem me passe uma IST, não vou me divorciar. Nenhum de nós consegue bancar nossa casa sozinho, e eu adoro a minha casa. Além disso, ele é um bom pai e as crianças ficariam muito tristes se nos separássemos. E, vendo pelo lado bom, pelo menos eu não fico obrigada a fazer sexo com ele – disse ela. – Outra pessoa pode ficar com esse serviço agora.

Minha ideia de romance foi despedaçada no mesmo instante. Olhei ao redor para todas as minhas colegas de trabalho, que eu sempre supus que fossem felizes, e me perguntei quantos de seus casamentos eram mantidos por uma casinha confortável de três quartos num bairro residencial bom. E que negócio era esse de que casais casados não tinham mais de fazer sexo? Naqueles dias, eu ainda tinha a energia e a motivação para momentos quentes, então entrei em pânico ao descobrir que havia muita mulher casada que não tinha isso. Todas as matriarcas da minha família (provavelmente em conluio para manter minha virgindade intacta) haviam me dito que, além dos filhos, sexo era a melhor parte do casamento. Será que tinham mentido para mim?

Eu me dei conta de que as mulheres com quem eu trabalhava se abriam para mim durante os momentos em que estávamos completamente sozinhas. Para realizar nosso trabalho da maneira adequada e pegar os erros, éramos forçadas a ler em voz alta uma para a outra, enfiadas em salinhas privativas que eram, essencialmente, à prova de som. Fechávamos a porta e líamos, mas quando havia uma pausa no trabalho, elas soltavam essas confissões para mim. Na época, eu não fazia ideia por que elas descarregavam isso em cima de mim, mas, olhando para trás agora, eu me dou conta de que eu oferecia um espaço seguro para elas, da mesma forma que faço hoje com minha comunidade on-line.

Muitas das mulheres com quem trabalhei socializavam entre si fora do trabalho. Mas eu raramente era convidada a me juntar, porque muitas de suas reuniões eram eventos de "meia-idade". Elas faziam festas de aniversário para os filhos, jantares "só para casais", e um clube de leitura em que discutiam *How Stell a Got Her Groove Back*[4], de Terry McMillan, em vez de *My Horizontal Life: A Collection of One-Night Stands*[5], de Chelsea Handler. Nós não tínhamos muitas comunidades on-line na época, e eu era a coisa mais próxima de que elas dispunham. Elas sabiam que podiam reclamar dos filhos ou dos maridos para mim e seria como jogar num buraco negro, porque eu nunca chegaria a conhecer nenhuma das pessoas de quem elas estavam reclamando. Eu não poderia tê-las ajudado mesmo que quisesse, porque não tinha experiência com nada do que elas estavam lidando. Era a pessoa perfeita para simplesmente ouvir e absorver tudo. E quando elas terminavam de vomitar todos os seus segredinhos sujos, eu observava enquanto elas aprumavam as costas e recolocavam a cara feliz e diziam algo como "Ah, não se preocupe, Jen, vai ficar tudo bem. Eu só tenho de superar isso". E aí elas saíam do nosso escritório compartilhado como se nada tivesse acontecido. Mesmo quando divulgavam suas emoções mais pessoais ou angustiantes para mim, essas mulheres sempre cochichavam suas queixas ou falavam em tons baixos. Nunca gritavam, nunca levantavam a voz. Estavam sempre serenas e pareciam apenas resignadas a suas vidas.

---

4   Em tradução livre, *Como Stella conseguiu seu ritmo de volta*. (N. do E.)
5   Publicado no Brasil como *Minha vida na horizontal*. Rio de Janeiro: Bertrand, 2009.

Exceto Joan.

Joan nunca murmurava e nunca fingia que a angústia da meia-idade era qualquer outra coisa além de sofrimento.

– Sabe, seus peitos vão cair, seus quadris vão aumentar, e vai começar a nascer pelo em lugares que você nem sabia que era possível – disparava ela.

Estávamos no banheiro feminino do escritório. Eu lavava minhas mãos e ela pinçava um pelo grisalho que estava nascendo no topo da orelha. Eu fiquei chocada, porque tinha certeza de que só velhas tinham cabelo nascendo nas orelhas e no nariz. A parte mais incrível dessa história é que eu não tinha perguntado nada para Joan. Eu mal tomei conhecimento de sua presença. Essa bomba de sabedoria, ela jogou do nada. E eu nem tinha certeza se ela estava falando comigo. Ela não tinha desviado os olhos do pelo que tentava desesperadamente arrancar com uma pinça, e quando eu respondi:

– Desculpe, o quê?

Ela soltou:

– Eu falei com você, por acaso?

Hum, eu achei que tinha falado. Nós éramos literalmente as únicas pessoas lá.

Todos no escritório tinham certeza de que ela era doida.

De fato, todas nós a chamávamos de Joan, a Doida, pelas costas. Joan, a Doida, era a pessoa mais velha no nosso departamento. Já estava nos meados dos 50 anos a essa altura e não estava mais nem aí para nada.

Pouco antes, naquele mesmo ano, nosso chefe nos levou para o Olive Garden para comemorar o Dia da Secretária com um bufê de saladas e pãezinhos à vontade. Todo mundo estava empolgado, porque geralmente éramos uma turma que trazia o almoço de casa, mas não Joan, a Doida. Ela declarou:

– Deixa eu ver se eu entendi. O chefe faz um discursinho mequetrefe nos dizendo que nós somos "a alma" dessa empresa, que tudo pararia se não viéssemos trabalhar amanhã, ganhando sete paus por hora, isso antes dos impostos, veja bem, e nós deveríamos beijar os pés dele porque ele nos enche de pãezinhos à vontade uma vez por ano? Vocês não estão vendo, lemingues? Eles estão *literalmente* enchendo vocês de comida para agradá-las, só para vocês não se revoltarem e acabarem com esse lugar! Abram os olhos! Acordem!

Aos 22, eu estava encantada só de ter um almoço mais longo, e eu mencionei que havia pãezinhos à vontade? Nham-nham! Um salário *e benefícios*? Eu sentia que estava no topo desse negócio de carreira.

O rumor no escritório era que Joan, a Doida, já tinha sido uma dama da sociedade, com um marido rico e uma carteirinha do clube de golfe. Mas ele teve uma crise de meia-idade e a trocou pela secretária. Como ela não tinha nenhuma experiência profissional, foi forçada a aceitar esse emprego de merda. Ela mal conseguia manter a casa na qual seus filhos adultos e imprestáveis também viviam, bem como sua mãe, muito enferma, de quem ela cuidava.

Joan, a Doida, era a única pessoa no escritório que nunca me contou confidências. As paredes eram finas e ela tinha uma voz retumbante, então eu pegava trechos de conversas sempre que ela trabalhava na salinha ao lado da minha. Quando trabalhávamos juntas, ela passava seu tempo de descanso no banheiro (tirando pelos com a pinça, eu supunha) ou lá fora, fumando. Nós raramente papeávamos. Ela não me considerava digna de receber seus segredos. Eu aceitava isso, na verdade, porque tinha um pouco de medo dela. Nunca conheci uma mulher que dissesse o que lhe passasse pela cabeça sem qualquer medo das repercussões ou de julgamentos.

Um dia, após o incidente no Olive Garden, reuni coragem para perguntar a Joan, a Doida, se o rumor sobre sua vida passada como dona de casa rica era verdadeiro. Ela bufou.

– Quase!

E então sorriu, mas foi mais com deboche. Em seguida, disse:

– Ah, que se foda. Eu preciso de um cigarro.

Ela se levantou e saiu da sala onde estávamos trabalhando e só voltou depois de mais de uma hora.

Eu fiquei lá sentada, esperando ela voltar, sozinha com meus pensamentos. Todas ao meu redor liam baixinho, então não havia ninguém com quem conversar sobre o que tinha acabado de acontecer. Joan, a Doida, pareceu abalada. Enquanto estava ali, ocorreu-me que Joan, a Doida, não era doida. A história que eu ouvi não era um rumor. Era verdade – ou, pelo menos, parte da verdade. A vida idílica de Joan tinha virado de cabeça para baixo e tudo mudou para ela. E agora ela estava chegando na porra do seu limite, num emprego de bosta, no qual todo mundo a chamava de doida pelas costas.

Quando ela voltou, eu perguntei:

– Você está bem, Joan?

Ela não respondeu. Apenas fez que sim com a cabeça e pegou o documento e recomeçou de onde havíamos parado. Mas nosso relacionamento ficou diferente depois disso. Antes daquele momento, Joan nunca havia se interessado por mim ou por nada do que eu fazia; depois, porém, foi como se ela estivesse determinada a me salvar do mesmo destino que o dela.

Foi Joan quem entrou um dia no meu escritório, agitando uma folha de papel.

– Jen! – gritou ela. – Alguém precisa conseguir sair deste lugar. O resto de nós está fodida, mas pode ser você!

Ela botou a folha na minha mesa com um tapa. Era um memorando detalhando o programa de MBA pago pela empresa.

Argh, mais estudo? Foda-se isso.

– Eu não quero um MBA – argumentei, empurrando o papel para longe de mim.

– Não entende? Essa é a única coisa que eles vão fazer por você! Você tem de tirar vantagem de algo além dos pãezinhos grátis, sua tonta! Os engravatados lá de cima vão pagar pelo seu MBA. Sim, você vai ficar presa a eles por cinco anos depois disso, mas será uma executiva, e é um preço pequeno a pagar por um mestrado. De graça! Você pode fazer *qualquer coisa* com esse diploma – disse Joan, empurrando o papel de volta para mim. – Pague os seus cinco anos e depois caia fora deste esgoto melhor do que nunca!

– Parece um trabalhão – reclamei. – Não sei se tenho tempo.

– Um trabalhão? Você não tem tempo? – Joan revirou os olhos. – A sua vida anda tão caótica quando você sai daqui às cinco em ponto toda tarde que você não tem tempo de ir estudar? Você não tem filhos. Não tem marido. Tem algum *hobby* que consuma tanto tempo assim e que eu não esteja sabendo? Está treinando para uma maratona ou algo do tipo? Você nem tem nem um gato para cuidar! *Você não tem nada além de tempo!* E o está desperdiçando!

Eu me ericei.

– Eu tenho uma vida – falei.

Não era da conta dela se eu gostava de estar no sofá, sem sutiã, com minha comida de *delivery* na mão às 17h30 para poder ver todos os meus programas imperdíveis na TV. Eu não precisava explicar minha vida para Joan. Ela não merecia uma explicação sobre o que eu fazia no meu tempo de descanso.

Mas, dessa vez, Joan não estava sozinha. Como eu disse antes, ela falava alto e sua voz se espalhava pelo andar. Minha porta logo se encheu com outras mulheres de meia-idade.

– Você vai entrar no programa de MBA, Jen? – perguntou uma, desejosamente. – Eu já estou velha demais agora.

– Eu queria poder entrar – comentou outra. – Mas é um programa noturno. Meu marido trabalha à noite, então eu preciso ficar em casa com as crianças. Talvez daqui a alguns anos...

– Jen, essa é a sua chance. Você podia fazer isso e aí virar nossa chefe! – disse outra. – Espero que você seja uma chefe bacana, que não se zangue quando eu precisar tirar licença para levar meus filhos ao médico.

Alguém disse, amargamente:

– Aposto que eles não deixariam ela entrar. Esse programa não é para nós, do porão. É para o pessoal do andar de cima.

– Ah, eu não tinha pensado nisso – falei. – Ela provavelmente tem razão. Provavelmente nem me deixariam entrar.

– Que se foda – disparou Joan. – Esse panfleto estava na cantina, onde *todo mundo* come. O programa é para todo mundo, não só para o pessoal lá de cima. Se você quiser entrar, Jen, eu vou garantir que aconteça. Vou protestar, fazer greve, vou fazer uma cena. O que for preciso. Quer entrar, Jen?

Eu tinha saído da faculdade há um ano e gostava muito do meu tempo livre. Não queria cair de cabeça nos estudos novamente tão depressa. Eu era tão jovem. Eu tinha *anos* para tirar meu MBA, se decidisse que era isso o que eu queria. Pensei no meu sofá confortável e meu suprimento interminável de noites livres.

– Sei lá – falei, relaxando na cadeira. – Eu nem gosto de administração. Por que eu iria querer um MBA?

– Um MBA *gratuito* – disse Joan, cutucando meu ombro.

– Isso poderia abrir muitas portas para você, Jen – disse uma das minhas colegas de trabalho.

– As oportunidades que você teria... – soltou outra.

– Hum... – suspirei. – Acho que não. Eu não quero trabalhar aqui para sempre – naquela época, cinco anos pareciam a porra de uma vida para mim – e não quero voltar a estudar tão já. Estou desfrutando, tipo, ser uma adulta, e tal.

Todas elas me encararam com uma mistura de inveja, pena e desprezo.

– A porcaria da juventude é desperdiçada nos jovens – disse Joan, olhando-me de cara feia. – Você está cometendo um erro grande para caralho.

·······

Agora, aos 47, eu queria encontrar Joan, abraçá-la e dizer: "Sim! Eu entendo. Desculpa por eu ser uma idiota de merda naquela época. Vamos voltar no tempo, nós duas, e me dar um tabefe na cara".

Agora eu entendo, tudo. Tudinho. Joan não era doida. Ela só estava cansada de ser responsável pelas merdas de todo mundo. Ela estava presa entre os filhos que a usavam como caixa automático e a mãe acamada que morava em seu quarto de hóspedes e cujos cuidados exigiam cada centavo que os filhos de Joan não pegavam. E não nos esqueçamos de que ela basicamente gerenciava aquele escritório e ganhava a porcaria de sete dólares (antes dos impostos) por hora, enquanto nosso chefe dirigia uma Mercedes-Benz e levava todo o crédito, ao mesmo tempo em que a tratava com condescendência (agora chamamos aquilo de *mansplaining*, mas naquela época era simplesmente o jeito como os homens falavam conosco e nós permitíamos). Ela estava certa em torcer para que ele se engasgasse com os pãezinhos gratuitos.

Joan estava expressando seus sentimentos, e aquilo deixava todas as outras na sala um pouco desconfortáveis. Mas foda-se isso. Ela tinha sido servida com um sanduíche de merda, estava puta da vida e não ia mais aceitar isso. Não estava levando a vida que imaginara para si e estava cansada de todas fingindo que estava tudo bem quando, na verdade, o mundo estava pegando fogo ao redor delas.

Quando Joan e eu trabalhávamos juntas, pensei que a entendia, mas só fui compreender Joan por completo quando fiz 45 anos. É a metade do caminho para os 90, e 90 é velha para cacete. Então é meio difícil. Claro, eu ainda tinha três avós nonagenários, mas a probabilidade de eu chegar tão longe era escassa. Eu dirijo rápido demais, bebo demais e como carboidratos demais. Assim, 45 me pareceu como a verdadeira meia-idade. A partir dali, era só ladeira abaixo.

Joan estava no ápice da meia-idade e de saco cheíssimo. Estava cansada de mulheres a chamando de doida e de ser invisível para os homens. E estava especialmente exausta por conta da Jen de 22 anos, que tinha oportunidades infinitas, tempo livre e energia, mas que não se dava ao trabalho de tirar vantagem de nada disso porque estava ocupada demais descansando. Ela conhecia a sensação de olhar para trás, para os últimos vinte e cinco anos, e se perguntar onde, caralho, eles foram parar. Ela sabia que, algum dia, eu acordaria e me perguntaria por que diabos desperdicei todos aqueles anos, e ela estava tentando me ajudar.

Quando envelheci, eu me tornei Joan, a Doida, e por mim está ótimo. Alguém precisa dizer a verdade, caramba, e expor as baboseiras, e eu e minhas amigas de meia-idade estamos prontas para o serviço. Mas não nos chame de malucas. Quando chegamos aos 40, tudo entrou em foco para nós. Podemos finalmente enxergar todas as mentiras deliberadas que nos contaram, toda a injustiça no mundo, todos os fardos que viemos carregando sozinhas por anos. Estamos finalmente exigindo nossa parte justa e nosso lugar à mesa. Porém, quando encontramos a coragem de falar e dar voz às nossas preocupações e listar nossas demandas, alguém sempre tem a coragem de nos chamar de doidas. Não somos doidas. Estamos finalmente conscientes. Estamos finalmente sentindo alguma coisa e, na maior parte do tempo, o que estamos sentindo é fúria.

Em qualquer dia normal, eu sou um pacote de muitas emoções diferentes, mas fúria é sempre a que dá um jeito de subir ao topo. Eu posso começar o dia apática ou melancólica, mas no final dele estou pronta para queimar tudo até virar cinzas. Estou furiosa com tudo e todos ao meu redor, então eu desafio alguém a me chamar de doida mais uma vez, caralho, para ver o que acontece.

Fico furiosa quando penso em todos os empregos de merda que tive e as condições nas quais trabalhei e toda a merda que aguentei. Fico irada quando olho para o mundo ao meu redor e não vejo nada além de desequilíbrio. Fiquei enfurecida quando continuei acordada até tarde na noite das eleições de 2016 e assisti à candidata a presidente mais qualificada da minha vida até então ser vencida por uma porra de um palhaço de circo. Para mim, aquilo resumia tudo pelo que eu havia passado na vida. Eu conheci tantas mulheres inteligentes e superqualificadas que trabalharam incansavelmente para progredir no trabalho e equilibrar a família e o casamento, só para ver algum cretino bem relacionado aparecer e tomar o que era, por direito, delas.

Muitas coisas me deixam brava, mas acho que a hipocrisia com que nos deparamos a cada dia é o que mais me faz surtar. Nessa semana mesmo, assisti às audiências de confirmação do Senado para a Juíza Amy Coney Barrett. A Juíza Barrett e eu temos pouquíssimo em comum, pessoal ou politicamente, e seria raro me flagrar defendendo sua pessoa ou qualquer coisa a respeito dela. E mesmo assim, estava ali, sentada no sofá, ultrajada por ela e rosnando para todos os senadores em minha televisão que passaram seu tempo permitido elogiando-a por sua maternidade. Ali estava uma mulher que, política à parte, realizou muitas coisas além de criar sete filhos, mas ao questioná-la sobre suas qualificações para uma vaga na mais alta corte do país, ninguém conseguia superar o fato de que ela possuía um útero em funcionamento e mais um coração, uma agenda e um carro grande o bastante para acomodar sete crianças. Eles se maravilharam ante a habilidade dela de equilibrar tudo isso, como se ela fosse uma criatura mágica que eles jamais poderiam entender. A certa altura, um senador até lhe perguntou quem cuidava da roupa suja em casa. Está de brincadeira comigo, porra? Em primeiro lugar, você está considerando esta mulher para a Suprema Corte dos Estados Unidos e está lhe perguntando sobre a roupa suja? Em todos os anos em que assisti a homens nomeados passarem pelo mesmo processo, nem uma única vez vi um senador elogiar um juiz por seus "nadadores" fortes ou lhe perguntar quem cuidava da roupa suja na casa dele. Com todo o devido respeito, senhor, vá chupar um canavial de rolas. E, em segundo lugar, mulheres que conseguem equilibrar sua vida profissional e familiar não são mágicas, elas estão apenas fazendo o que precisa ser feito porque mais ninguém vai fazer isso por elas. Quem lava a roupa suja na casa do senador? Provavelmente sua esposa mágica.

Não é de se espantar que tantas mulheres de meia-idade estejam de saco cheio. Algumas pessoas podem argumentar que a fúria não faz bem para a saúde, e para elas eu diria "Vão se foder". As pessoas são motivadas por coisas diferentes. Algumas pessoas são motivadas por amor, e isso é bom, mas simplesmente não sou eu. Nunca serei a pessoa junto ao mastro de orações, cantando "Kumbaya". Se isso funciona para você, então, por favor, vá em frente. Também precisamos de pessoas que façam isso. Para mim, porém, será sempre a ira que me forçará a entrar em ação.

Embora eu possa me identificar totalmente com Joan e o que ela passou, há uma diferença fundamental entre nós. Joan cedeu à sua ira e basicamente desistiu quando chegou na meia-idade (apesar de, para ser justa, ela ter muito mais para lidar do que eu e muito menos apoio, então não é que necessariamente ela desistiu, mas sim que as cartas estavam contra ela).

Eu tenho sorte, porque não tenho mais um emprego corporativo. Não tenho um chefe a quem responder. Posso dizer a merda que eu quiser. Posso amplificar as vozes e mensagens que acho que são importantes e precisam ser ouvidas. Recebi essa habilidade e esse tempo e não vou desperdiçá-los.

Mais uma vez, eu me vi numa posição em que tenho oportunidade, apoio, tempo e agora um monte fodido de fúria me motivando. Aprendi com os erros dos meus 20 anos. Não vou desperdiçar a segunda metade da minha vida sentada em casa sem calças no sofá, maratonando Netflix (pelo menos, não todas as noites). Estou mais velha e mais sábia e, como Joan, não estou mais nem aí para nada. A meia-idade me deixou raivosa para caramba e o melhor a fazer é me aproveitar disso e usar essa raiva. Estou pegando toda a minha experiência e toda a minha fúria e canalizando-as para algo produtivo. Eu poderia gritar para o vazio, mas, em vez disso, estou sendo muito criteriosa sobre onde gasto minha energia e meu dinheiro. Estou tentando compartilhar e apoiar apenas ideias e organizações que possam realmente realizar uma mudança positiva para as futuras gerações de mulheres e minorias no mundo. Fala-se muito de privilégio hoje em dia, e eu sei que tenho uma quantidade enorme deles, então estou escutando, aprendendo e guardando o lugar para pessoas que não têm tanto assim. Mulheres comuns, normais, que teriam sido chamadas de doidas pavimentaram o caminho para mim, e agora eu (junto com minhas amigas) farei o mesmo por outras. Então, se você me dá licença, eu só preciso pegar uns fósforos para que todas elas possam seguir a luz das pontes que queimarmos.

PÉROLAS DA JEN

Você não está doida. É apenas a meia-idade te fazendo sentir tudo de uma só vez. Não lute contra seus sentimentos, aceite-os e use-os para impulsioná-la adiante, para realizar mudanças em sua vida e na vida daqueles ao seu redor. Mas pegue leve com a fúria. Ela é boa, permita que esse fogo ilumine seu caminho, mas que nunca o consuma, porque aí você está fodida.

vamos nos divorciar?

Relacionamentos dão trabalho

Eu não conheço pessoas casadas que tenham chegado à meia-idade juntas sem se perguntar em certo ponto: "Isso é tudo? Eu não deveria me sentir mais realizado em meu casamento? Será que vamos acabar divorciados?". Quando você chega a quinze ou vinte anos juntos, muita coisa muda. A lua de mel acaba e ninguém mais está em sua melhor versão, e já não está há um bom tempo. Como casal, vocês viram muita merda. Passaram pelo "na alegria e na tristeza, na saúde e na doença", e tudo o que houve entre esses extremos. Celebraram grandes altos, aguentaram uma boa quantidade de baixos e se arrastaram por uma tonelada de dias entediantes juntos.

Nós estávamos casados há treze anos quando o maridão anunciou que queria fundar sua própria empresa. Até aquele ponto, ele havia realmente focado suas energias em me ajudar a realizar os *meus* sonhos. Quando *Gente que eu quero dar um murro na cara* viralizou, foi ideia dele tirar proveito daquela oportunidade. Trabalhamos juntos para cultivar a plataforma on-line. Foi ele quem aprendeu sobre autopublicação e me ajudou a publicar meu primeiro livro e, quando eu disse a ele que queria um agente e um contrato de publicação tradicional, ele ofereceu ideias para ajudar a fazer isso acontecer.

Porém, depois de vários anos trabalhando nos bastidores, ele disse:
– Tenho orgulho do que você alcançou, mas também quero um legado meu. Não quero ficar conhecido como o cara que segurava a sua bolsa.

Eu não soube o que dizer. Foi chocante ouvir que ele se sentia assim. Ele nunca tinha sido do tipo machão e sempre pareceu perfeitamente contente em ser o homem por trás da mulher. Nunca reclamou quando eu lhe pedi ajuda (ou para que segurasse a minha bolsa) e sempre ficava empolgado com o meu sucesso. Eu não fazia ideia de que ele vinha abrigando esses pensamentos.

Ele me contou que tinha uma ideia brilhante para uma *start-up* e que estava preparado para fazer o que fosse necessário para trazê-la à vida. Uma coisa que você precisa entender sobre o maridão é que ele não faz nada pela metade, então ele não estava pensando apenas em abrir uma hamburgueria ou algo assim. Não! Ele queria criar uma empresa que rivalizasse com o Facebook ou a Amazon. Queria ser um dos grandões, alguém que muda o jogo. Não sabia bem como me sentir em relação a esse desejo.

Por um lado, eu queria apoiar os sonhos dele. Ele nunca hesitou diante de nada que eu quis fazer; por outro lado, meus sonhos estavam mais para a hamburgueria do que para o Google. Sua grande ideia e seu plano ambicioso me assustavam. Nós estávamos finalmente progredindo. Tínhamos levado anos para nos recuperar dos revezes que sofremos durante a recessão. Finalmente ganhávamos bem. Eu estava recebendo para escrever e ele estava construindo sua carteira de clientes em imóveis. Estávamos muito perto de sair das dívidas. E lá estava ele, sonhando em lançar uma *start-up*, enquanto eu pensava que talvez pudéssemos finalmente reformar nossa cozinha de vinte anos ou poupar para a aposentadoria.

Mas éramos uma equipe. Em todos os nossos anos juntos, suportamos tempestades e assumimos grandes riscos. Sempre vivemos perto do limite e aprendemos a apreciar a emoção de fazer as coisas do nosso jeito. Isso não seria diferente, pensei. Se era isso o que ele queria tentar, eu não podia ser um obstáculo. Não podia destruir seu desejo de realizar algo grandioso. Não podia ferir seu orgulho ou fazê-lo pensar que eu duvidava de suas habilidades. Logo, concordei que deveríamos apostar tudo o que tínhamos nesse novo empreendimento. Ele me prometeu que seria rentável em poucos meses.

Pobre e inocente maridão. Ele realmente acreditava nisso quando o disse. Uma das melhores e piores características do maridão é que ele nunca mente (este não é um homem para quem você deve perguntar sobre um novo corte de cabelo, a menos que possa suportar a verdade nua e crua), então eu sei que ele achava que sua empresa decolaria depressa. Ele sabia que estava tentando alcançar a lua, mas não tinha se dado conta da distância real até ela. Em poucos meses, ele havia torrado milhares de dólares e nós não tínhamos nada em troca.

Mas eu não fiquei zangada. Entendi que merdas acontecem nos negócios. Eu sabia que o maridão não tinha esbanjado nosso dinheiro. Seu segundo melhor e pior traço é ser pão-duro, então eu sabia que ele não estava queimando dinheiro em coisas idiotas. Eu também sabia que ele não estava enrolando em vez de trabalhar para fazer sua *start-up* funcionar. Se eu tivesse que escolher o que eu mais amo no maridão, seria sua determinação. Se ele enfia algo na cabeça, ele praticamente irá se matar para ser bem-sucedido. Ele faz as coisas acontecerem. Eu estava confiante de que ele colocaria sua empresa em pleno funcionamento, mas que levaria só mais alguns meses (e muito mais dinheiro) do que havíamos planejado originalmente.

Eu não sei se você já abriu uma empresa, mas, deixe eu lhe dizer, é intimidante. Ideias são baratas e fáceis de ter, mas a execução da ideia é difícil. E é ainda mais difícil executar a ideia quando os recursos são limitados. Nós não temos amigos nem familiares milionários. Não moramos do lado de investidores de risco ou banqueiros. Não ganhamos na loteria. Estávamos completamente por conta própria nesse negócio, apenas com nossos bons amigos Visa, Mastercard e Amex do nosso lado.

O maridão trabalhou incansavelmente nisso e todos nós pagamos o preço – e não estou falando somente de dinheiro. Morar com alguém que é basicamente um gênio maluco pode ser bem estressante. O maridão é alguém que acorda no meio da noite para caminhar pela casa, tentando resolver futuros problemas inexistentes. Ele é alguém que não tem apenas um Plano A e um Plano B, mas também os Planos C, D, E, F e G, e gostaria de dissecar todos eles com você *ad nauseam*.

Quando não estava trabalhando em sua *start-up*, o maridão estava dando palestras para mim e as crianças sobre a *start-up*, ou gritando conosco sobre absolutamente nada porque está estressado por causa da *start-up*. Bons tempos.

Estávamos vivendo assim há vários meses quando fui visitar minha amiga Ginger. Ela conhece bem o maridão porque era uma das poucas vizinhas de quem eu gostava, mas, obviamente, aquelas de quem eu gosto acabam se mudando para longe. Não nos víamos há alguns anos e íamos colocar o papo em dia. Ela estava acompanhando a jornada do maridão de longe pelas redes sociais, mas ainda se encontrava meio confusa sobre o que, exatamente, ele estava fazendo.

– Como é que estão as coisas? – perguntou ela. – Já está dando lucros?

Bufei.

– Não.

Ela pareceu surpresa.

– Depois desse tempo todo? Ainda não?

Dei de ombros.

– Ele diz que a Amazon levou dez anos para obter lucros ou algo assim. Diz que o Facebook levou mais tempo ainda. Ele diz que eu preciso ter paciência.

Agora foi a vez dela bufar.

– Por quanto tempo mais?

– Bem, em alguns meses vamos entrar no segundo ano, então acho que pelo menos mais oito? – suspirei.

– O que você acha disso tudo? Honestamente? – perguntou ela, preocupada.

Senti as lágrimas se amontoarem em meus olhos e minha voz tremeu.

– Eu odeio – murmurei. – Mas não posso dizer isso a ele. Isso o deixaria devastado.

– Ele precisa saber – insistiu ela.

– Ele apoiou meu sonho – argumentei.

– É, mas o seu sonho não te transformou numa cretina com a sua família. Seu sonho era rentável desde o primeiro dia. Você nunca perdeu dinheiro com um livro. É você quem está ganhando dinheiro agora, certo?

Assenti. Era verdade. Quando o maridão começou seu negócio, ele lentamente se afastou dos imóveis e, em poucos meses, mal vendia qualquer coisa. Nossa casa de dois salários tinha caído para um salário e estava tudo em cima de mim de novo. A pressão era uma loucura e eu estava tentando não deixar isso me afetar, mas minha saúde física e mental estava sofrendo e eu sentia muita raiva direcionada a ele.

– Estou começando a me ressentir dele – confessei.

Ginger concordou com um gesto de cabeça.

– Faz sentido.

– Mas o casamento é assim às vezes, né? – perguntei. – A gente se reveza se ressentindo um do outro.

Ginger balançou a cabeça.

– Eu nunca me ressenti do Lou. E não acho que ele tenha se ressentido de mim. Ressentimento é ruim. Não é normal num casamento saudável, Jen.

Suspirei, porque claramente meu casamento não estava saudável.

– Ele está com o pavio tão curto! Está sempre bravo com as crianças. Especialmente com o Gomer. – comecei a chorar. – Eles sempre foram tão próximos, e agora eu sinto que ele está arruinando o relacionamento dos dois.

– Não pode ser tão ruim assim – disse Ginger, compassiva.

– Tudo o que ele faz é berrar com o menino. Ele berra com todos nós, mas com Gomer mais do que qualquer um. Ele o chama de preguiçoso. Ele tem 13 anos, caralho! É claro que ele é preguiçoso!

– Isso é horrível – disse Ginger.

– Também estou cansada da autopiedade. Ele é sempre a vítima.

Contei para Ginger sobre a semana anterior, quando comprei tênis novos para Gomer para substituir os antigos, que tinham ficado pequenos. Eu o levei para fazer a compra, sabendo que ia pagar uma bela grana num par de tênis. Meninos de 13 anos não querem um par de tênis feios, eles querem tênis bacanas. Mas Gomer sabia que a grana estava curta e estava disposto a procurar na prateleira de liquidação comigo. E ele acabou achando um par que lhe chamou a atenção. Para mim, eles pareciam coloridos e desengonçados demais para serem bacanas, mas o que é que eu sei? Sou só uma mãe que usa tênis ortopédicos. Tudo o que eu sabia era que o preço não era tão ruim quanto eu esperava e que, se ele os queria, eu não ia convencê-lo do contrário.

 Ele colocou os tênis novos em casa e imediatamente correu para mostrá-los ao maridão. No passado, tênis era algo que eles tinham em comum. Podiam conversar por hora sobre os prós e os contras de certas marcas ou estilos, e Gomer estava empolgado para exibir o pisante novo. Como sempre, o maridão estava no notebook. Provavelmente conferindo seu e-mail ou atualizando o Instagram ou sabe-se lá que caralho fazia quando Gomer correu até lá.

 Lembra que eu disse que os tênis novos de Gomer eram desengonçados? Bem, eles eram, e eram um número maior porque eu queria garantir que esse par duraria um pouco mais do que o último. Ele era como um filhote de girafa, ainda se acostumando com as pernas compridas e esquisitas. Ele calculou mal onde os sapatos de palhaço iam aterrissar e pisou exatamente em cima do pé descalço do maridão.

 O maridão uivou de dor e imediatamente descontou em Gomer. Ele brigou com ele e sugeriu que Gomer o machucou de propósito. Eu fiquei furiosa. Era a última gota. Eu sempre tentei apresentar uma frente unida com o maridão e ficar do lado dele ao lidar com as crianças, mas naquele momento eu estava borbulhando e meu lado mamãe ursa falou mais alto. Eu havia assistido à coisa toda acontecer em câmera lenta. Soube, assim que Gomer deu aquele último passo, que ele ia terminar em cima do pé do maridão. Tentei alertar os dois, mas era tarde demais. Vi a expressão de angústia e horror no rosto de Gomer quando ele se deu conta de que havia machucado seu pai, e pude ver que era um acidente. Fiquei furiosa que o maridão pudesse pensar que seu próprio filho faria algo assim de propósito.

 – A coisa toda é uma merda. Não posso acreditar que ele está agindo assim. Honestamente, ele está sendo egoísta, Jen – disse Ginger.

 Egoísta. A palavra foi como um tapa. Eu nunca pensei no maridão como egoísta. Ele sempre tinha sido o membro mais generoso da nossa família. O que você quisesse ou precisasse, o maridão daria. Quando eu estou com frio, ele me dá todas as cobertas. Quando estou com fome, ele me dá o último bocado de sua comida. Quando estou derrubada, ele me levanta. Mas fiquei ali sentada e permiti que a palavra me inundasse.

Será que ele estava sendo egoísta? A empresa dele *estava mesmo* colocando muita coisa em risco para nossa família. Nossas finanças, o relacionamento dele com nossos filhos, nosso casamento. Tudo por causa dessa *start-up* idiota. E pelo quê? Eu sentia que todo esse sofrimento era por causa do ego dele. O que havia de tão errado em segurar minha bolsa, afinal? O que havia de tão errado em me apoiar? Será que ser um dono de casa e garantir que eu pudesse ser a melhor provedora para nossa família era um papel tão horrível para ele? Espera-se que as mulheres façam essa merda o tempo todo. Por que ele não podia? Eu seria uma provedora muito melhor se ele cumprisse de fato as tarefas que uma esposa dona de casa cumpre. Imagine quanto trabalho eu poderia fazer se ele mantivesse a casa limpa, lavasse a roupa, fizesse as refeições, administrasse a agenda e levasse as crianças para todo canto. Não fazendo as coisas de qualquer jeito como ele vinha fazendo, mas de verdade. Como um esposo dono de casa de verdade. Por que ficar em casa e apoiar um marido era bom o bastante para uma mulher, mas de repente seu "vagilson" estava se sentindo esnobado e ele precisava provar sua masculinidade ou algo assim? Eu podia sentir a raiva vindo à tona. Pensei em todas as minhas amigas que eram mães e donas de casa e não podia imaginar uma delas falando um dia para seu marido: "Eu também preciso de um legado!".

Quando cheguei em casa depois do encontro com Ginger, fiquei remoendo nossa conversa. Aquilo me atormentou e me corroeu. Eu comecei triste, depois rapidamente me vi fula. Fiquei cada vez mais ressentida com o maridão e sua *start-up*. Tudo o que eu via era dinheiro e tempo se esvaindo e nada entrando. Ele tinha desistido de vender imóveis e parado de me ajudar em meu trabalho. Eu precisei contratar uma assistente porque ele não estava mais disponível.

Sua paciência estava mais curta do que nunca e os nervos estavam à flor da pele. Quando apontei esse comportamento ele disse:

– Eu não sei por que estou assim.

"É porque você é egoísta", pensei.

Finalmente, tudo entrou em ebulição. Eu não me lembro do que deu início à briga, mas sei que falei coisas que nunca havia dito antes e enfim soltei a palavra em voz alta.

– Você está sendo *egoísta* – falei.

A palavra foi um choque para ele. Eu pude ver o quanto o magoou, mas, a essa altura, não liguei. Eu estava nervosa e pronta para brigar. Estava cansada de me conter e ficar quieta. Estava cansada de pisar em ovos na minha própria casa e proteger meus filhos do humor explosivo dele. Estava cansada de dar desculpas para eles sobre o porquê o pai deles estava ocupado demais com sua *start-up* e não conseguia arranjar tempo para passar com eles. Estava na hora de dizer como eu me sentia de verdade.

– E você? – lançou ele. – Não foi egoísta da sua parte parar de vender imóveis para poder viver o seu sonho de escrever em tempo integral?

As palavras dele tinham a intenção de me magoar, mas só me enfureceram, porque foda-se ele. Joguei minhas palavras de volta na cara dele.

– Eu trabalhei em dois empregos de tempo integral por anos! Vendi imóveis até ganhar o mesmo valor ou mais escrevendo, e *só então* parei de vender casas! Então não, eu não sou egoísta. Se eu gastasse tanto tempo e dinheiro buscando uma carreira na escrita quanto você gastou na sua *start-up* sem nenhum retorno sobre o meu investimento, eu teria desistido há séculos! Eu teria me dado conta de que estava fazendo minha família passar por um inferno e arriscando demais pela porra do meu sonho estúpido e egocêntrico! Mas você não desiste, e é isso que faz de você um egoísta!

Demos voltas e mais voltas, mas ele não conseguia ver meu ponto de vista e eu definitivamente não conseguia ver o ponto de vista dele. Não havia como convencer nenhum de nós e estávamos ficando abomináveis. Finalmente, concordamos em fazer uma trégua e eu pedi a ele que pelo menos se colocasse alguns prazos. Eu sempre tive prazos para mim e minha empresa e sei que, sem uma meta rígida e objetiva, eu desperdiçaria um tempão. Ele precisava impor algumas expectativas a si mesmo, e era preciso haver recompensas (ou consequências) caso ele superasse (ou não alcançasse) suas metas.

Ele ficou relutante a princípio, porque argumentava que sua empresa ainda estava nos primeiros estágios e todo mundo que trabalhava para ele o fazia de graça.

– Não posso forçá-los a executar o serviço quando não estou nem pagando ainda – disse ele.

Eu estava cansada de desculpas.

– Não me importa. Se eles querem fazer parte disso, então precisam cumprir seus prazos. Faça seu trabalho e os gerencie – exigi.

Vários meses depois, o primeiro prazo chegou e passou e não mudou muita coisa. Então movemos a linha de chegada. Toda vez que eu pensava que teríamos um resultado tangível, a meta mudava. Dizer que eu estava frustrada era um eufemismo.

Enquanto isso, eu lutava para criar dois adolescentes e administrar minha própria carreira, que estava chegando numa estiagem – em parte, porque eu estava ocupada demais fazendo tudo o mais que precisava ser feito para dar a ela a atenção merecida. Quando chegamos ao terceiro ano, o maridão decidiu que sua *start-up* se sairia melhor se fosse baseada na cidade de Nova York, em vez de Kansas City, e começou a passar algumas semanas por lá.

Apesar disso me deixar em casa sozinha, tentando administrar tudo, calculei que não podia ser pior. Pelo menos estaria tudo quieto e não brigaríamos. Quando ele foi para lá, as crianças ficaram bastante prestativas e entramos num ritmo bom, estando só nós três. Não tínhamos que lidar com o maridão gritando conosco para ficarmos quietos ou nos dando palestrinhas para pararmos de gastar dinheiro ou seja lá o que tivéssemos feito naquele dia para irritá-lo. Mesmo assim, apesar de as crianças fazerem sua parte e me ajudarem, ainda era eu a administrar o grosso do trabalho de gerir uma casa. Tudo enquanto tentava escrever outro livro, porque precisávamos do dinheiro.

Foi aí que perdi um prazo.

Eu nunca havia perdido um prazo antes. Bom, isso não é verdade. Eu precisei estender outro prazo naquele mesmo ano por causa da minha saúde. Eu estava tendo problemas na visão e não podia, fisicamente, escrever o livro a tempo, então prorroguei o prazo, que acabei cumprindo.

Mas dessa vez eu não podia sequer entregar o livro atrasado. Ainda lutava com minha saúde e não tinha tido tempo nem cabeça para escrever a porcaria do livro. Eu sei que pode ser difícil de acreditar, mas mesmo a escrita de livros bobinhos e engraçados que usam *palavrões* como se fossem vírgulas leva bastante trabalho e fortitude mental. Eu simplesmente não dispunha disso. Entre minha saúde física em deterioração, minhas responsabilidades a mais em casa e minha ansiedade esmagadora, eu não conseguia nem começar o livro, quanto mais terminá-lo.

Foi uma droga quando contei à minha editora que eu não conseguiria. Eu planejava autopublicar aquele livro específico, então ela era uma editora *freelancer* que contava com o dinheiro que seus escritores lhe pagavam, e eu tinha dado para trás com ela. Meu estresse acabou estressando ela também, o que me colocou numa espiral de vergonha. Se eu tivesse o dinheiro, teria enviado para ela, mas eu não tinha nada sobrando. De fato, a decisão de descartar aquele livro seria um desastre para mim. Eu *precisava* publicar um livro novo. Havia se passado muito tempo desde o último, e meu nome não estava só estagnado, já estava caindo no esquecimento. Eu *precisava* soltar algo novo para meus leitores e, no entanto, não conseguia formar nem uma sentença completa, que dirá um capítulo ou um livro inteiro.

Isso não era tudo culpa do maridão, mas a carga que ele acrescentou às minhas costas não ajudou, com certeza.

O maridão estava na cidade de Nova York fazia algumas semanas quando eu perdi totalmente o controle num telefonema com ele. Enquanto estava fora, ele ligava toda noite para dar um oi e fazer um breve resumo do seu dia. Eu estava tentando pensar com ele e descobrir o que nós podíamos fazer para entrar algum dinheiro, mas nossa conversa estava travada e eu podia perceber que ele não estava envolvido por inteiro. Sabia que ele estava no notebook, tentando fazer várias coisas ao mesmo tempo. Eu só tinha meia hora por dia para conversar com ele e ele não podia nem largar a porra do computador?

Mudei de tática e parei de falar sobre dinheiro.

– Eu não estou feliz – falei.

– Eu sei – ele respondeu, distraído. Eu podia ouvi-lo digitando no teclado. – Você nunca está feliz.

– Não. Isso não é o meu normal. Tipo, eu não estou irritada porque alguém foi um cretino comigo no hipermercado hoje. *Eu não estou feliz.* Com isso. Com a gente. Com nada disso. Não estou feliz, e você não se importa.

Os ruídos de digitação pararam, mas ele continuou em silêncio.

– Está ouvindo o que eu disse? – perguntei.

– Ouvi – disse ele.

– Você nunca está aqui.

– Bem, eu tenho que estar em Nova York. Nós conversamos sobre...

– Não. Mesmo quando você está aqui, você não *está aqui*. Você está ausente.

– *Eu* estou ausente? É você quem está se divertindo tanto sem mim. Você adora o fato de eu estar longe!

– Você está brincando comigo, caralho? Você acha que é divertido fazer tudo isso sozinha? Eu não consigo enxergar! Não consigo trabalhar! Tenho de fazer tudo por minha conta, enquanto você está por aí se encontrando e criando a porra do seu legado, e você acha que eu estou me divertindo? Vá se foder.

Eu estava soluçando.

Ele ficou quieto por um minuto e então finalmente falou, baixinho:

– Vamos nos divorciar?

Eu finalmente tinha sua atenção plena.

Eu sussurrei:

– Eu não sei.

Porque, naquele segundo, eu realmente não sabia. Eu estava uma bagunça. Estava presa numa esfera de solidão, medo, fúria e desespero, e o divórcio soava como uma saída fácil. E se a gente se divorciasse? Será que a minha vida mudaria muito? Eu já estava sozinha e carregando todo o peso – talvez eu fosse me sentir melhor, de fato, se perdesse a carga de 70 quilos de um homem que só me estressava.

– Estou nessa para ficar – disse o maridão. – Você não se livrará de mim assim tão fácil.

O tom dele não era ameaçador, mas as palavras soaram um pouco ameaçadoras. Elas pareceram restritivas e um pouco controladoras.

– Você não pode decidir isso por mim – argumentei. – E se eu quiser pular fora?

– Nós fizemos um voto – disse o maridão. – Até que a morte nos separe.

Bufei.

– Você pretende me matar? – perguntei.

– Mas que inferno, Jen, qual é o problema com você? Estou tentando te mostrar o quanto eu te amo, o quanto eu vou lutar pelo nosso relacionamento, e você está me transformando num psicopata!

Abafei uma risada. Mesmo quando brigamos, o maridão me faz rir.

– O que você quer, Jen?

"O que eu queria?" Eu queria que as coisas voltassem a ser como eram antes. Nossa vida juntos nunca tinha sido isenta de lutas, mas nós sempre lutamos juntos. Já não éramos mais uma equipe. Éramos duas pessoas diferentes, em caminhos muito diferentes, e nenhum de nós queria encontrar um meio-termo ou se desviar de nosso respectivo caminho. Eu queria que eu e as crianças voltássemos a ser uma prioridade para ele. Nós nos sentíamos abandonados por ele. Ele disse que estava nessa para ficar; no entanto, estava a milhares de quilômetros de nós há semanas, buscando um sonho que talvez nunca se concretizasse. Eu tive a sensação familiar que reconhecia de anos atrás, a sensação de ser enterrada viva, mas dessa vez era diferente. Não era só uma crise. Era maior, mais profundo, mais sombrio.

E minha vida também estava diferente. Eu tinha um propósito agora. Estava escrevendo o tempo todo, então minha "terapia" deveria estar funcionando, só que agora escrever havia se tornado um EM-PRE-GO para mim, não apenas diversão ou alívio. Eu tinha a sorte de estar num ponto da minha carreira em que ganhava dinheiro com minha escrita, mas agora eu tinha contratos e prazos e expectativas erguendo-se sobre mim e já não tinha mais tempo para escrever nada só para mim. Além disso, havia a pressão extra de encontrar ainda mais oportunidades para ganhar dinheiro, porque o maridão não estava mais vendendo imóveis e eu era a única responsável pelas nossas contas. Eu vinha trabalhando nos meus relacionamentos e tinha uma forte rede de amigas com quem contar, por isso não estava mais sozinha, mas não ia me apoiar nelas. Eu não queria ser um fardo nem ser vista como carente.

– Eu preciso de ajuda – falei. – Acho que estou tendo uma crise de meia-idade ou alguma merda dessas.

– Talvez esteja mesmo – disse ele. – É igual à outra vez? Quando as crianças eram pequenas?

– Não – falei. – É pior. É toda a merda de sempre, mais meu corpo sendo cuzão comigo. Estou exausta e tudo dói. Estou numa montanha-russa emocional. Eu tive uma onda de calor que foi tão feia que eu pensei em entrar no freezer, de verdade. Não consigo trabalhar porque estou física e mentalmente incapacitada. E, sim, às vezes eu penso em me divorciar de você e que a minha vida seria mais fácil sem você. Apesar de saber que provavelmente isso não é verdade.

O maridão ficou em silêncio. Finalmente, ele perguntou:

– Você conversou com alguém sobre isso?

– Não, para quem eu contaria isso? Minha mãe teria um surto. Minhas amigas achariam que eu estou maluca e diriam que eu não tenho do que reclamar. As pessoas matariam para ter uma vida como a minha e eu estou chorando feito uma lunática. Eu sou a única que se sente assim. Ninguém entende o que eu estou passando.

– Você já tentou escrever a respeito?

– Não posso – falei. – Eu me recuso a mostrar minha fraqueza. E não importaria. Como eu disse, ninguém entende. Estou totalmente sozinha e estou enlouquecendo.

– Você não é fraca, Jen. E definitivamente não está sozinha. Você deveria escrever sobre tudo isso.

– Sério?

No passado, nunca houve um assunto que o maridão considerasse proibido. Ele me deixou escrever tudo que dissesse respeito a ele. Diabos, na metade do tempo, as piores coisas que eu escrevia eram ideias dele. Mas eu não achei que ele estivesse falando sério dessa vez. Não havia modo de ele sair dessa parecendo qualquer outra coisa que não um cretino.

– Sério – suspirou ele. – É o único jeito de você resolver isso.

Quando desligamos o telefone, já estava tarde e tudo o que eu queria era dormir. Eu deveria estar de pé dali a algumas horas para acordar meus filhos e levá-los para a escola. Minha agenda estava cheia de consultas médicas para mim e atividades extracurriculares para meus filhos. Eu também precisava fazer compras e encontrar umas merdas de canudinhos multicoloridos especiais para o projeto de ciência de Gomer. A última coisa para a qual eu tinha tempo era escrever uma postagem autoindulgente no blog sobre minha crise de meia-idade.

Peguei no sono só para acordar poucas horas depois. Meu notebook estava ao meu lado na cama. Eu sabia que escrever faria com que eu me sentisse melhor, mas estava com medo. Relutava em dividir meus sentimentos, porque não queria parecer fraca. Eu sempre fui a pessoa forte. Sempre fui aquela que estava com tudo sob controle. Se alguma coisa precisa ser feita, peça para Jen. Digo, é ótimo que todo mundo me ache tão capaz, mas às vezes é uma bela de uma bosta, porque aí eu sinto que nunca posso demonstrar fraqueza.

E era exatamente neste ponto que eu me encontrava. Eu estava presa. Porque, lá no fundo, eu sabia que precisava pedir ajuda, mas estava preocupada com o que isso significaria para mim. O que era melhor? Sofrer em silêncio ou arriscar o ridículo por admitir minha fragilidade?

Respirei fundo, liguei o notebook e comecei a digitar:

Então, eu tenho mais ou menos certeza de que estou passando por uma crise de meia-idade...

Isso foi há mais de um ano, e eu gostaria de lhe dizer que o maridão e eu estamos mais fortes do que nunca, mas não posso fazer isso. Seria uma mentira, e no começo deste livro eu prometi não mentir para você. Ainda estamos casados e nos empenhando nisso todo dia, mas a *start-up* dele ainda está no meio do nosso relacionamento e ainda me causa sofrimento. A diferença agora é que nós conversamos mais sobre isso. Eu não deixo que o ressentimento se acumule. Não me preocupo em parecer fraca ou até maldosa. Digo o que me passar pela cabeça e ele diz o que passar na dele. Às vezes é brutal, mas, pelo menos, ficamos sabendo da opinião um do outro. Ainda estamos navegando nossos caminhos divergentes e nenhum dos dois está preparado para ceder terreno, mas nos importamos o suficiente com nosso relacionamento para lutar – por ele e a respeito dele. Eu li em algum lugar que, quando os casais param de brigar, é o sinal da morte do seu casamento. Ainda brigamos bastante. Não é um jeito saudável de coexistir, mas é o único jeito para nós neste momento.

Estou conseguindo passar por isso porque agora eu me apoio em minha comunidade e abaixei minhas defesas um pouco para permitir que elas vejam meu eu verdadeiro. Estou aberta e vulnerável sobre minhas falhas e não tenho mais medo de pedir ajuda ou compreensão quando preciso. Caso você tenha perdido esse memorando, eu gostaria de deixar bem claro: não sou tão competente quanto todos acham. Eu não tenho tudo sob controle. Eu atravesso meu dia com toneladas de cafeína, gritando para o vazio e chorando de raiva. Não durmo a noite inteira há meses, graças ao meu cérebro ser um cuzão. Consigo fazer meu trabalho apenas porque meu medo do fracasso supera meu impulso de voltar para a cama.

Não importa o quanto a vida de alguém possa parecer ideal vista de fora, eu lhe juro, ninguém tem tudo sob controle de verdade. Estamos todas nos arrastando por essa catástrofe aterradora chamada meia-idade o melhor que podemos. Todas temos nossas lutas, mas elas ficam piores quando as escondemos. Confiar é difícil, mas é necessário se quisermos superar a dor e seguir em frente.

PÉROLAS DA JEN

Tire um tempo todos os dias para ver como está seu parceiro (ou sua parceira) e conversar. Não fale sobre o tempo ou o que tem para o jantar. Isso é bobagem. Converse sobre as coisas difíceis. Comunique-se de verdade e confiem um no outro. Certifique-se sempre de que está sendo autêntica, vulnerável e honesta. E embora conversar seja melhor, dã, brigue se for preciso, porque nenhum relacionamento destrava em silêncio.

vamos conversar sobre sexo, meu bem!

Descubra seu prazer

Às vezes eu preciso me forçar a fazer sexo.

Argh. Escrever isso doeu. Doeu em mim e definitivamente doerá em meu marido quando ele, em algum momento, ler isso. Eu juro, não é ele, sou eu. E estou falando sério mesmo, cem por cento. Também juro para você que ele está muito ciente de como eu me sinto.

Eu nunca fui uma criatura sexual mesmo. Fui criada com uma visão bem fodida sobre sexo. Eu era virgem até meus 20 e tantos anos, porque me disseram que, se eu saísse transando, seria rotulada de puta, pegaria uma doença venérea, engravidaria ou, pior, morreria de Aids. Não me lembro de sexo ter sido alguma vez apresentado para mim como algo bom por qualquer outro motivo além da procriação. Sexo pré-conjugal era malvisto e a mensagem que eu recebi da família, amigos, escola e igreja era de que o sexo era algo que você fazia depois de casada, mas nunca por prazer, sempre com um propósito.

Quando você soma a isso uma dose saudável de autoaversão, tem uma receita para uma garota frígida e com terror de sexo. Eu não tinha confiança no meu corpo e não gostava da ideia de alguém me vendo nua. Eu havia lido muitos romances e não era uma heroína típica. Eu era pesada demais para ser jogada em múltiplas posições e não me lembro de nenhum período na minha vida em que meu corpo tenha sido tão durinho ou tonificado quando nos livros que eu devorava. Eu sempre tinha sido uma garota gordinha com baixa autoestima, logo, não foi surpresa que eu fosse desajeitada com os homens. (Eu gostaria de voltar no tempo agora e estapear aquela garota "gorda" na cara e dizer a ela para ir transar logo.)

Antes de conhecer o maridão, eu passei muito do meu tempo precioso saindo com escrotos. Infantiloides que não tinham nenhum objetivo, nenhuma ambição, nenhuma vontade de sossegar com ninguém. Acho que hoje em dia minha filha e as amigas dela chamariam esses caras de moleques-piranha. Toda geração tem algo assim. Eles eram bonitos e eu gostava de observá-los pelados, mas eram burros feito uma porta quando estavam vestidos e não tinham nada de interessante ou importante a dizer.

Quando eu tinha 24 anos, conheci o maridão pela internet. Eu o achei realmente interessante, mas não fazia ideia de como ele era. Eu podia estar trocando e-mails com Jason Momoa, até onde eu sabia. Conforme passávamos mais tempo conversando virtualmente, eu me dava conta de que não me importava tanto com a aparência dele quanto com o que ele falava. Eu gostava de como o cérebro dele funcionava e apreciava seu senso de humor (escrotos nunca entendem sarcasmo). Por sorte, quando finalmente nos encontramos pessoalmente, ele era uma gracinha.

Pela primeira vez na minha vida, vi-me com alguém por quem me sentia atraída física, intelectual e emocionalmente. O conjunto completo, porra! Foi assim que eu soube que o maridão era O Cara. Até aquele ponto, houve apenas escrotos ou caras bem bacanas e espertos que não "apertavam meus botões" – literalmente. Enfim, eu havia encontrado alguém que preenchia todos os requisitos.

A parte irônica dessa história é que, com apenas algumas semanas de relacionamento, fui eu quem o incentivou a fazer sexo, enquanto o maridão pisava no freio. Ele ficou tipo:

– Acho que ainda é cedo.

Ele não tinha certeza se queria fazer sexo, e eu fui a Jezebel que cochichou bobaginhas no ouvido dele, pedindo que ele consentisse em tirar as calças.

Agora, vinte e tantos anos depois? Já não é bem assim. Quando ele fica pelado na minha frente, tentando me atrair, eu fico tipo:

– Vista-se, você pegará um resfriado!

Toda noite, quando tiro a roupa, devo avisá-lo:

– Estou só colocando meu pijama, não estou a fim de palhaçada. Tipo, nem um pouco a fim.

Nossa vida sexual se tornou incrivelmente rotineira – ouso dizer, tediosa. Eu literalmente marco na minha agenda. Faço isso por dois motivos: quase sempre, quando o maridão toma a iniciativa, eu não estou no clima, então peço para deixar para outro dia. Eu adio, mas sou como os Lannister e sempre pago minhas dívidas. Então coloco a próxima transa na minha agenda para poder me planejar para ela (e me animar para a tarefa). Acho que, a essa altura, todas nós compreendemos que os homens estão prontos para o combate assim que veem peitos, mas as mulheres precisam que muita coisa aconteça mentalmente antes de estarem com o motor tinindo.

"Eu comi bem no almoço? Bem, mas não o bastante? Vou precisar de energia, não de azia."

"Eu tomei banho hoje? Está tudo razoavelmente fresquinho, certo?"

"Essa calcinha está limpa? Que se dane, ela será tirada mesmo."

"As crianças estão dormindo?"

"A porta está trancada?"

"A luz está fraca o suficiente para eu parecer bonita? Ou tão fraca que eu literalmente não enxergo merda nenhuma?"

"Eu respondi aquele e-mail do professor de biologia de Gomer? É melhor eu fazer isso antes de começar os trabalhos aqui."

Por fazermos sexo tão raramente, o maridão está sempre convencido de que faz um mês desde a última vez. O segundo motivo pelo qual eu marco na agenda é para poder mostrar para ele e dizer:

– Não, fizemos na segunda, na verdade, porque você tentou no sábado e eu tinha acabado de jantar um monte e fiquei tipo:

– Não, eu vou vomitar.

E você falou:

– É, eu também. Vamos assistir à Netflix então.

E aí eu falei tipo:

– Eu vou marcar aqui para segunda-feira.

E aí eu marquei, e aí na segunda-feira eu abalei as estruturas dele. Bom, mais ou menos. Digo, tipo, eu fiquei com todo o trabalho, pelo menos dessa vez.

Nós raramente experimentamos novidades, e deixe-me ser bem clara de novo: isso é tudo *culpa minha.* O maridão faria literalmente qualquer coisa que eu pedisse. Quando toda mulher nos Estados Unidos ficou ouriçada por causa de *Cinquenta tons de cinza,* ele ficou tipo:

– Você quer que eu te amarre? Quer me amarrar? Será que nós dois deveríamos nos amarrar? O que você quiser fazer, eu topo.

Eu respondi algo na linha de:

– Argh, não, obrigada, marcas de corda não são nada sexy.

Existem algumas razões para isso:

1. Não estou interessada em aprender truques novos. Alguns anos atrás, viralizou um vídeo de uma mulher chamada Tia Angel que ensinava as mulheres como fazer um boquete com uma laranja. Basicamente, você corta um buraco no meio da laranja, desliza ela sobre o bilau dele, coloca uma venda nos olhos dele, e aí faz seu negócio de sempre, mas agora com uma dose extra de vitamina C. O vídeo é incrível e eu encorajo toda mulher a assisti-lo, porque a Tia Angel é uma dádiva.

Eu assisti ao vídeo e, quando superei os ruídos de chupada, tudo o que eu conseguia pensar era: "Mas que bagunça. Quem quer se dar todo esse trabalho por um boquete e ainda ter uma poça grudenta de suco de laranja para limpar no final?".

Outra vez eu li um artigo numa revista masculina que encontrei na sala de espera de um consultório médico que divulgava 20 posições que não eram "papai e mamãe". Calculei que tinha alguns minutos para matar e talvez surpreendesse o maridão com meu conhecimento recém-adquirido sobre "o que os homens querem de verdade na cama". A primeira posição da lista se chamava Ponte 69. O homem fica deitado de barriga para cima e a mulher faz uma ponte, ou postura da roda, por cima dele, e aí você simplesmente executa o 69 testado e aprovado que todos conhecemos.

Uma porra de uma ponte. Vá. Se. Foder.

Descobri que um monte dos truques novos são apenas o sexo normal, mas com mais limpeza pós-ato e uma exigência de mais alongamentos antes do "exercício". E mais, não estou convencida de que exista um lado positivo para a mulher. Parece que muitas dessas manobras são projetadas para aumentar o prazer do homem. Todas sabemos que os homens são criaturas visuais, e a maioria dessas posições só entrega o sexo de sempre, mas com uma paisagem melhor. A menos que haja algum tipo de posição quente e mágica em que ele atinja o ponto G e eu pareça ter sete quilos e dez anos a menos, não estou interessada em tentar. Já tenho bastante coisa para limpar e minhas costas doem desde já.

2. Estou ocupada. Tique-taque, minha lista de tarefas está esperando. Deus abençoe o sujeito que pode bater o cartão às seis e dizer algo como "Eu tenho a noite toda para transar".

Em primeiro lugar, que bom para você poder durar "a noite toda", porque, para mim, 15 minutos parecem uma eternidade. Em segundo, se você tem a noite toda para transar, então eu tenho uma pilha de roupas que você pode dobrar e contas que você pode pagar.

E não é só a minha lista de tarefas. Eu sou uma leitora voraz, e meu Kindle está sempre tentando me seduzir com muito mais empenho do que o maridão. Meu Kindle está sempre: "Oi, meu bem, você sabe o quanto eu poderia te agradar? Eu posso te deixar tão feliz... Eu posso durar a noite toda, *de verdade*".

3. Brinquedos requerem conhecimento. Eu gosto de brinquedos, admito. Tenho uma caixa no meu armário cheia de coisas que vibram e giram e compro pilhas no atacado. Tenho brinquedos há anos. Alguns deles são mais antigos que o meu casamento. O maridão e eu experimentamos com os brinquedos, mas ele fica meio:

– Tem um manual de instruções ou algo que eu possa estudar? Não sei muito bem o que este aqui faz.

Ou ele fica um pouco ciumento quando descobre o que o brinquedo faz.

– Ai, merda, Jen, ele pode fazer isso tudo ao mesmo tempo? Como é que eu vou competir com isso, caralho?

Às vezes é simplesmente mais fácil resolver o problema com suas próprias mãos.

Deus, eu sou uma pessoa horrível, não sou?

Comecei a me perguntar se a maioria das mulheres na meia-idade compartilhava de uma falta de interesse similar em sexo. Resolvi oferecer um estudo informal e não científico em meus grupos on-line, esperando encontrar algum conselho para recuperar nosso borogodó perdido. Em vez disso, descobri que quase ninguém está fazendo sexo.

Por um lado, foi ótimo saber que eu não era a única; por outro lado, eita! Eu teria de consertar isso eu mesma.

Eu sabia que o maridão não estava empolgado, mas tentava ser paciente e compreensivo comigo e eu realmente apreciava esse fato. Entendi que muitos dos motivos pelos quais não estávamos mais fazendo sexo suficiente era por minha causa, minha e dos meus problemas, e eu precisava chegar ao fundo nisso.

Muitos, muitos anos atrás, eu era jovem e lutava para me encaixar na escola nova. Um professor me observou fracassar miseravelmente e, um dia, perguntou se podia me oferecer um conselho. Eu desconfiava de figuras de autoridade, e professores eram o inimigo, então me sentia cautelosa quanto a qualquer coisa que ele tivesse a oferecer. Mas eu também estava desesperada por uma solução, então disse que sim.

– Para que outra pessoa possa amar você, você precisa se amar antes – disse ele. – Coloque seu esforço em se amar primeiro.

Eu tinha 16 anos e isso me pareceu uma porcaria. "Que garota de 16 anos se ama?", pensei. "Foda-se esse cara e seu conselho idiota."

Porém, quase 40 anos depois, o conselho do sr. Hewett voltou à minha mente.

Claro, ao longo dos anos, eu vinha trabalhando na minha confiança e em encontrar minha voz e atrair gente bacana para junto de mim, mas ainda falava muita merda para mim mesma. Eu ainda me tratava como uma reflexão tardia. Ainda me negava felicidade e prazer.

Prazer!

Era isso o que estava faltando na nossa vida sexual! Nós podíamos fazer sexo de cabeça para baixo pendurados na asa de um avião; mas se eu continuasse me negando o prazer de simplesmente me entregar aos caprichos da paixão, o sexo nunca seria bom.

Quando eu era mais nova, sexo era uma novidade, algo excitante e tabu, por isso eu gostava de fazer. Quando o maridão e eu nos casamos, era romântico, amoroso e tinha um propósito: nós queríamos bebês. Mas depois disso, supostamente, você deveria querer fazer sexo porque é gostoso foder! E dizem os rumores que alivia o estresse, e não sei se você notou, mas eu estou estressada para caralho. Sexo também serve, supostamente, para reforçar sua conexão com o outro. Nenhum de nós dois se sente particularmente conectado hoje em dia, então estou torcendo para que, fazendo sexo com mais regularidade, comecemos a sentir um elo mais forte.

Sim, eu estou com o corpo mais velho, enrugado, cansado e molinho que já tive, mas também estou, supostamente, no pico da minha sexualidade. Isso é algo que me lembro de ter aprendido quando jovem: mulheres de meia-idade são, presumivelmente, mais taradas. Eu só precisava parar de pensar tanto e me concentrar no ato. Precisava parar com os comentários negativos: "Eu não me depilei", "Não me sinto tão cheirosinha lá embaixo", "Estou tão pálida!", "Estou cheia de sardas", "Minhas pernas estão chacoalhando", "Meu bumbum está chacoalhando", "Deus do céu, está tudo chacoalhando". "Argh."

Fiz um esforço consciente a fim de parar com essa merda, mas isso tinha que começar antes de eu ficar pelada. Eu ainda estava colocando o maridão na agenda, mas agora ele não sabia que estava na agenda. Depois de garantir que tudo estava tinindo fisicamente, eu me dediquei à parte mental. Eu me relembrei por que motivo o amava, por que queria fazer sexo com ele, o que eu queria que ele fizesse comigo, o que eu queria fazer com ele. Quando eu finalmente estava na cama com ele, já estava aquecida e pronta para o show.

O obstáculo seguinte era impedir que meu cérebro agisse como um cuzão. Eu lembrei a mim mesma que o maridão não estava nem aí se as minhas coxas balançavam nem reparava se eu soava esquisita quando gemia ou que às vezes estava tentado segurar um peido. Basta! Agora eu ia soltar tudo. Este é o homem que me viu dar à luz dois bebês, um punzinho não fará diferença a essa altura. Comprei lubrificante e novos brinquedos que ele podia tentar usar. Eu me apoiei no que estava sentindo e tentei pensar em literalmente nada além do prazer que eu estava dando e recebendo. Não me preocupei se estava sendo barulhenta demais, vulgar demais, obscena demais ou qualquer coisa demais. Fiz o que eu queria e – alerta de *spoiler*! – nós dois gostamos.

Veja bem, eu nunca vou fazer uma ponte, jamais, ainda menos durante o sexo, mas se o maridão trouxer laranjas para casa um dia e me perguntar se estou interessada em tentar algo novo, eu direi:

– Só se você passar um pano no chão quando a gente terminar, porque esse negócio pode ser gostoso, mas ainda faz uma bagunça enorme.

PÉROLAS DA JEN

Coloque o sexo na agenda e não deixe que nada impeça você de fazer a mágica acontecer. Sexo tem tudo a ver com prazer, então faça com que ele seja divertido, em vez de uma tarefa. Quando você finalmente estiver deitando e rolando, pare de pensar e foque na sua cama (ou piso ou mesa da cozinha ou banco de trás do carro). Solte-se e desfrute o momento. E, se você entrar num período de marasmo, lembre-se: alongamento e laranja não fazem mal nenhum.

diga sim mais vezes. a menos que você queira dizer não. mas tente o sim

Saia da zona de conforto

Alguns anos atrás, muitas de nós, mulheres, começamos a "fazer acontecer[6]" mais. A dizer sim sempre que uma oportunidade se apresentava. Atualmente, noto uma tendência que é exatamente o contrário. Hoje em dia, você recebe pontos por ser descolada cada vez que diz não a alguma coisa.

- Não para novos amigos.
- Não para se oferecer como voluntária na escola.
- Não para novas responsabilidades.
- Não para o açúcar.
- Não para calças. Eu gosto da regra contra as calças, na verdade. Calças são uma droga. Eu vou permitir essa.

---

6 Isso é uma menção ao movimento com nome do livro de Sheryl Sandberg, executiva do Facebook, ensinando as mulheres como progredir na carreira. (N. da T.)

Mas é sério, eu entendo. Estamos vivenciando um retrocesso natural de todo aquele fazer acontecer que colocamos em prática alguns anos atrás. As mulheres devem dizer não por autopreservação. Muitas de nós trabalhamos em período integral fora de casa e, no fim do dia, quando voltamos para casa, temos mais uma porção de outros serviços para fazer também. Estão nos pedindo para equilibrar responsabilidades corporativas e administrar relacionamentos com nossos esposos, filhos e pais. Esperam que façamos a maioria do serviço doméstico pesado, e precisamos tirar um pouco do que está nas nossas costas. As mães donas de casa não estão muito melhor, porque têm muitas das mesmas responsabilidades sem a habilidade de escapar para um escritório algumas horas por dia.

Dizer "não" se tornou praticamente uma forma de autocuidado.

Outro dia eu ouvi uma mulher dizer:

– Andei lendo muitos livros de autoajuda e aprendi a dizer não para tudo agora, porque eu mereço.

De verdade? É neste ponto que estamos?

Certo, ouça-me. É claro que você deveria dizer não para as "Segundas do Bolo de Carne" na casa da sua sogra – deixe o seu marido e a mãe dele desfrutarem de um tempinho de qualidade sozinhos com um prato de carne misteriosa. Não é para você. E você deveria, definitivamente, dizer não para ser a diretora do comitê da feira escolar – deixe outra pessoa se revezar nesse papel, você já cumpriu sua parte. E talvez você deva até dizer não para o seu chefe – caso tenha uma opinião realmente forte contra algo que estão lhe pedindo para fazer, mas não vamos ser demitidas! Entretanto, quando você diz não o tempo todo, está perdendo algumas experiências e pessoas ótimas.

Confie em mim. Eu sei, porque até recentemente eu era a Rainha do Não.

Ah, isso não é verdade. Eu costumava ser a Rainha do Sim. Há muitos anos, quando eu era uma agente imobiliária, meu mentor me disse que eu deveria entrar em todos os clubes e organizações que me aceitassem como membro e deveria comparecer a todas as festas a que fosse convidada só para poder fazer *networking* nesses eventos. O conselho dele era simples: quer conseguir mais clientes, Jen?

Patrocine um time da Liga Dente de Leite! Quer vender mais casas, Jen? Ofereça-se como voluntária para a portaria do musical da escola! Quer fechar mais contratos, Jen? Junte-se a um grupo privado de *networking*! Ele me aconselhou a levar meu discurso impecável de vendas na frente do máximo de compradores e vendedores de imóveis que eu pudesse e os convencesse de que eu era a agente certa para eles. Então eu dizia sim para tudo. Entrei para a Diretoria da Associação de Moradores, fui presidente da APM, tornei-me membro-pagante de toda organização de *networking* que você possa imaginar, fui uma voluntária quase profissional e frequentei toda reunião Avon, Tupperware e de brinquedos eróticos para as quais fui convidada. Eu não fazia essas coisas porque queria, fazia porque elas eram "boas para os negócios". Minha agenda estava ridiculamente cheia e eu estava infeliz. Olhando para trás agora, vejo o que ele estava tentando fazer. Em teoria, esse era um jeito ótimo de misturar negócios e prazer, de encontrar aquele elusivo equilíbrio entre trabalho e lazer. Ele tentava me ensinar que, como agente imobiliária, você precisa fazer *networking*, então pode muito bem fazer isso em lugares que gostaria de estar. Mas eu estraguei tudo. Eu deveria fazer coisas que interessassem *a mim*. Em vez disso, acabei fazendo o que funcionava para o meu mentor – um cara de 60 anos. Ele patrocinava um time da Liga Dente de Leite porque adorava beisebol. Ele gostava de passar o tempo livre assistindo a crianças, que não eram seus filhos, correndo pelas bases nos campos. Ele passava um tempão trabalhando com o departamento de teatro do ensino médio porque ele tinha sido do teatro quando estava no ensino médio. Era onde ele se sentia à vontade e ele queria contribuir com sua parte para aquela comunidade em particular. Ele se juntou a um grupo privado de *networking* porque é isso o que os velhos fazem. Toda semana, um quiropata, um banqueiro e um contador se juntavam para jogar golfe com ele, para poderem trocar informações sobre potenciais clientes enquanto também jogavam seus 18 buracos. Meus filhos não praticavam esportes na época, eu não tinha sido do teatro e não fazia ideia de como se joga golfe. É claro que eu me sentia sobrecarregada!

Quando deixei de vender imóveis, parei de dizer sim. Parei de patrocinar times nos quais meus filhos não jogavam e de me oferecer como voluntária em organizações para as quais eu não estava nem aí. Saí de todos os grupos de *networking* sem nem me despedir. E respondi com "não, obrigada" a toda reunião de vendas de joias, maquiagem ou roupas (e toda festinha infantil) para as quais fui convidada. Era incrível olhar para minha agenda e ver tantos espaços em branco.

Eu havia escolhido sair do mercado de imóveis para poder escrever em tempo integral. Ainda precisava propagandear a mim mesma e aos meus escritos, mas agora podia fazer isso sem sair da cama nem colocar calças (eu disse que odeio calças). Foi uma época gloriosa por vários anos. Eu estava sozinha, mas não solitária. Como estava nas redes sociais todos os dias, eu ainda me sentia conectada a minhas amigas. Eu comentava nas fotos de volta às aulas delas, falando como os filhos haviam crescido desde o ano passado, eu dava coraçãozinho para as fotos de férias na praia e dava uma carinha triste em suas postagens sobre a perda de um animal de estimação. Eu tinha o melhor dos dois mundos. Podia ficar em casa sem tomar banho e ainda fazer parte do mundo.

Porém, um dia, vi Hannah e Page, duas mulheres de quem eu era próxima há anos, compartilharem uma foto no Facebook. Era uma foto delas mesmas, celebrando o aniversário de Hannah. "Eu perdi o convite para a festa de aniversário de Hannah?", pensei. Pesquisei em meus e-mails (até na pasta de *spam*) e em minhas mensagens de texto não visualizadas, mas não consegui encontrar um convite para a festa. Voltei para a foto para dar outra olhada. Elas estavam na cozinha de Page. Eu reconheci os armários, mas as bancadas eram novas. "Quando foi que Page trocou as bancadas?", indaguei. Eu me dei conta de que não ia à casa de Page há quase dois anos, a essa altura. E que nem Page, nem Hannah, tinham visitado minha casa durante aquele período também. "Faz tanto tempo assim mesmo? Quando foi que as vi pela última vez?" Eu me lembrei de ter encontrado com Page no mercado há um ano, mais ou menos. Eu sei que era o domingo do Super Bowl porque a loja estava vazia e nós fizemos piada de que éramos as duas únicas pessoas na cidade que não davam a mínima para futebol. Fizemos aquele ciclo infinito de bate-papo em que nos atualizamos sobre filhos, maridos, a vida e outros assuntos variados, e aí a Page disse:

– A gente devia marcar alguma coisa!

– Devia, sim! – concordei.

Mas nenhuma de nós puxou o celular e fez um plano. "Por que não fizemos um plano?", pensei, analisando a foto com mais atenção. Foi quando eu finalmente notei a terceira mulher na foto. A mulher estava de um lado de Hannah e Page estava do outro. "Quem diabos é essa aí?" Eu ampliei a foto para dar uma olhada melhor. Não a reconheci mesmo. Eu conhecia todas as amigas de Page e Hannah, mas não a conhecia. Li a legenda da foto. "Feliz aniversário para minha melhor amiga, Hannah! Você é a amiga mais gentil e generosa e eu fico muito feliz por ter conhecido você e Page! #trêsmosqueteiras" Tinha sido escrita por alguém chamada Polly. Presumo que fosse a terceira mulher na foto. A que estava no meu lugar.

Eu gostaria de dizer aqui que não me importei com aquela foto. Que ela não significou nada para mim. Mas isso seria uma mentira. Essa foto me magoou. A princípio, fiquei puta com Hannah e Page. Fiquei puta por terem dado uma festa e não me chamado. Fiquei puta por terem deixado uma desconhecida entrar em nosso círculo para me substituir. Fiquei puta por elas usarem hashtags idiotas como três mosqueteiras.

Porém, depois de me acalmar, eu percebi que não eram elas o problema, e sim eu. É verdade que elas não tinham mantido contato comigo, mas eu também não havia mantido contato com elas. Eu não peguei meu telefone naquele dia no mercado e marquei um encontro com a Page. Eu não me retirei apenas de todos os grupos e clubes que deveriam impulsionar meus negócios com imóveis; eu me afastei também de minhas amigas. Comecei um novo emprego que nenhuma delas conseguia entender e desisti de tentar me explicar para elas. Eu havia saído para uns drinques com Hannah e Page na semana em que minha postagem sobre o "Elfo na Prateleira" viralizou.

– Eu não entendo – disse Page.

– Um milhão de pessoas leram a postagem do meu blog – falei, dando um sorriso bobo. – Dá para acreditar?

– Mas por que você quer que um bando de esquisitões da internet leia o seu trabalho? A mim, parece meio assustador – ela deu de ombros.

Eu fiquei irritada porque queria que ela pensasse que o que eu havia feito era algo legal. Queria que ela ficasse entusiasmada por mim e que visse a oportunidade que isso abria para mim.

– Eu sempre quis ser uma escritora, e esta é a minha chance – expliquei. – Eu preciso desses "esquisitões". E não os chame assim. Eles não são esquisitões.

– Certo, mas você não pode fazer da escrita um emprego de verdade – disse Hannah. – É um *hobby*.

Hannah e Page sempre viram minha escrita como um passatempo ou uma diversão. Como algo que eu fazia quando na verdade deveria estar lavando a roupa ou fazendo sexo com meu marido. Elas viam isso como um desperdício de tempo e um sonho frívolo. Depois daquela conversa, eu me afastei da maioria das minhas amigas, porque se minhas duas amigas mais próximas não conseguiam ficar felizes por mim, o que eu poderia esperar das outras?

Eu estava esgotada de me voluntariar e dirigir todo comitê que encontrava, e tinha uma nova carreira se abrindo na minha frente que daria bastante trabalho. Fiquei feliz em chutar toda aquela merda para o lado, até minhas amigas. Amizade é difícil. Precisa de dedicação, e eu não tinha a disponibilidade para isso. Eu não fiz disso uma prioridade. Parei de ligar para minhas amigas e elas pararam de ligar para mim. Eu trabalhava o tempo todo, então mal saía de casa, e quando saía, parecia uma sem-teto. Eu mal tinha tempo de pentear o cabelo, quanto mais sair para almoçar com uma amiga. Não apenas eu via isso como uma interrupção da minha escrita, mas almoçar com uma amiga significava o esforço físico e mental de tomar banho, me arrumar, vestir calças *e* sutiã, e ainda jogar conversa fora.

Mas eu estava errada. Levei anos para enxergar, mas agora eu vejo. Eu estava absolutamente errada. Quando parei de dizer sim, minha vida começou a ir para a merda. Eu ganhei peso (é o que acontece quando a sua bunda gorda fica sentada numa cadeira o dia todo e não se mexe nunca). Eu não estava cuidando de mim mesma e me sentia física e mentalmente mal. Flagrei-me passando vários dias sem conversar com ninguém além da minha família mais próxima e talvez minha mãe. Minha persona on-line não mudou em nada. Eu ainda fazia piadas e criava conteúdo divertido para a minha comunidade, mas minha persona na vida real havia mudado drasticamente. De súbito, eu era a mulher que temia sair de casa. Não conseguia dormir uma noite inteira. E eu definitivamente não queria cozinhar, limpar a casa nem fazer sexo com meu marido. (Ah, espere aí, eu ainda não quero fazer nenhuma dessas coisas.) Eu estava solitária e um pouco deprimida. Amo meu marido e meus filhos, mas às vezes eles não bastam. Às vezes, você precisa recarregar as baterias passando um tempo com pessoas novas e tendo novas experiências além das visitas semanais à agência do correio e ao hipermercado.

Foi naquele ponto que me dei conta de que eu precisaria me tornar a Rainha do Talvez. E não o talvez que você usa com seus filhos quando quer dizer não, mas diz talvez para eles calarem a porra da boca de uma vez. Estou falando de manter a mente aberta e descobrir o que é digno do seu precioso tempo livre. Todas estamos ocupadas. Todas temos agendas lotadas, mas todas nós temos algum tempo livre que poderíamos usar para aceitar uma nova oportunidade e fazer uma amiga nova ou descobrir uma nova paixão ou simplesmente cuidar de nós mesmas. Você deve decidir o que vale o esforço de vestir uma calça e um sutiã, sair de casa e enfrentar as pessoas.

Eu ouço tantas de minhas parceiras reclamando de sua falta de amizades ou propósito ou simplesmente de diversão em suas vidas. Tantas mulheres me dizem que querem fazer amigas e querem encontrar um grupo no qual se encaixem ou tentar coisas novas, mas, ao mesmo tempo, relutam em sair de suas casas, se aventurar lá fora depois que escurece, ir a qualquer lugar sozinhas, chamar uma amiga para sair, entrar para um clube, começar um *hobby*. E elas sempre se escondem atrás de uma desculpa, como a de "não ter tempo". Pois eu digo que é mentira! Seu trabalho não é tão estressante nem consome tanto tempo assim. Você não está negociando a paz mundial nem resolvendo a crise da falta de moradia. Se você *está* trabalhando para a paz mundial e/ou os sem-teto, então eu deixo passar o fato de você não comparecer a um almoço; se não, é melhor você comparecer. Em vez disso, elas dizem não, ficam em casa em seus pijaminhas e choram tomando a terceira taça de vinho por conta de como estão solitárias.

Depois que escrevi a postagem para o meu blog, comecei a pensar sobre o que estava me segurando. Por que eu não realizava as coisas que queria? Por que eu não tinha amigas nem felicidade na vida? Por que eu estava tão decidida a continuar sofrendo? Eu atribuí muito disso ao meu amor à palavra "não". Era tão fácil dizer não a tudo. Sim, há poder em dizer não, e você definitivamente deve utilizá-lo quando realmente não quer fazer algo, como limpar o banheiro quando seu marido lhe diz que errou a privada, mas pare de se esconder atrás dele. Pare de dizer não como reação automática a tudo, só porque está com medo demais ou preguiça demais de tentar algo novo. Porque, se você disser não com frequência excessiva, perderá pessoas e experiências incríveis.

Eu vinha abrindo mão de oportunidades sociais e estava na hora de mudar isso. Fiz um trato comigo mesma. Pelo mês seguinte, eu diria sim a tudo o que pudesse.

Eu conhecia Denise Grover Swank casualmente há anos, porque ambas somos autoras da mesma área. De quando em quando nossos caminhos se cruzavam e acabávamos numa sessão de autógrafos juntas, e éramos sempre muito amistosas enquanto conversávamos sobre o ofício. No final das nossas conversas, inevitavelmente uma de nós dizia:

– Devíamos nos encontrar alguma hora!

Mas nunca fazíamos planos. Acabávamos ocupadas com o trabalho e a família e nos esquecíamos, até a próxima sessão de autógrafos.

Assim, fiquei surpresa quando Denise me mandou uma mensagem do nada, perguntando se eu queria apresentar um podcast com ela. Eu já havia participado de inúmeros podcasts como convidada, mas nunca como apresentadora. Eu não sabia nada sobre a produção de podcasts e Denise também não, mas eu gostava muito dela. Eu a respeitava como escritora e gostava dela como pessoa. Senti que estava recebendo uma oportunidade que eu deveria aceitar. Claro, nosso podcast poderia ser uma bosta, mas aprenderíamos bastante com nossos erros e eu faria uma nova amiga, então não fracassaria sozinha. Embarquei nessa jornada e começamos a gravar "Duas mães de meia-idade" no escritório da casa dela naquela mesma semana.

Em um dos episódios que gravamos, conversamos sobre amizades femininas e como nós duas ficávamos sozinhas com frequência. Eu sugeri ao vivo que fôssemos ver um filme juntas, e Denise aceitou. Marcamos uma data e, algumas semanas depois, estávamos no cinema. No final do filme, despedimo-nos. Eu tinha uma hora até precisar buscar meus filhos na escola e ia dar uma passadinha no mercado. Pensei brevemente em convidar Denise para ir comigo e continuar nossa conversa pelos corredores do supermercado, mas aí fiquei encucada e deixei meu cérebro me convencer de que essa era a ideia mais besta que eu já tive. "Por que ela aceitaria fazer compras com você?", pensei. "Isso é esquisito demais. Não. A. Convide."

Mais tarde, naquele dia, eu já estava em casa depois das compras e fiz uma piadinha nas redes sociais sobre a minha ideia idiota de convidar Denise para ir ao supermercado (porque sou muito mais corajosa on-line do que pessoalmente) e ela respondeu na mesma hora com:

– Eu teria adorado ir! Vamos fazer isso da próxima vez!

Cérebro idiota.

Eu já disse isso antes e direi outra vez: medo é o que nos impede de fazer muita coisa na nossa vida. Eu estava com medo de que Denise pensasse que eu era uma esquisitona por convidá-la para fazer compras no mercado comigo, estava preocupada que ela me julgaria por comprar seis latas de chá indiano de uma só vez (a gente gosta muito de chá indiano por aqui), estava com medo de que ela riria de mim por pensar que o mercado era um lugar divertido de ir.

Esse último ano tentei dizer sim a qualquer coisa que me interessasse, mesmo que remotamente. Imaginei que não faria mal no mínimo tentar as coisas uma vez. Eu aceitei comparecer a um evento beneficente em que teria de me vestir como uma melindrosa. Odeio fantasias, porque elas chamam atenção para você e eu não gosto de atenção. Mais ou menos. Eu sei, eu sou um enigma! Eu gosto de atenção on-line por causa do que eu digo (na verdade, adoro esse tipo de atenção), mas odeio atenção fora do mundo virtual, porque pareço uma tonta de fantasia. Mas aceitei. E mandei muito bem naquela fantasia. Eu disse sim para uma viagem só de mulheres para Las Vegas. Nunca tinha ido viajar sem a família, a não ser que fosse algo relacionado a trabalho. Eu fui para Vegas, fiz compras, comi, fui a um show e não me preocupei nem por um segundo com o que minha família estava fazendo em casa. (Desculpe, família!) Eu disse sim para dúzias de convites para cafés e almoços. Até os que não foram tão bons, foram ótimos, porque havia comida envolvida. Eu disse sim para noites de jogos e festas na piscina. Eu adoro uma boa noite de jogos, então não foi difícil dizer sim para isso. Mas festas na piscina? Está de brincadeira comigo, caralho? Você tem que vestir um maiô ou ou, então, você pode chamar ainda mais atenção para si jogando por cima uma saída de praia fabulosa em vez de apenas enfiar seu corpo pálido e fofinho num traje de Lycra. No último ano, eu disse sim para férias em família, com distanciamento social, claro, nas montanhas durante a pandemia, e até andei tobogã e fiz *rafting*. Eu disse sim para adotar um raio de um cachorro. Ele literalmente chega amanhã e eu não vou mentir, estou me perguntando se tomei a decisão certa sobre isso. Quando este livro sair, todos sabemos que eu serei uma mãe de *pet* certificada. Ainda digo não para as "Segundas de Bolo de Carne" com minha sogra e para os clubes de corrida. Não sou a melhor amiga de todo mundo para quem falei sim, e não amei tudo o que experimentei, mas, ao dizer sim, fiz várias boas amigas este ano e minha vida está mais rica pelas experiências que tive. Eu tenho um podcast (e um cachorro!) agora e desenvolvi amizades próximas com pessoas de quem eu gosto de ficar por perto e quem eu posso chamar na próxima vez que ficar presa no acostamento da rodovia com um carro quebrado.

PÉROLAS DA JEN

Tente dizer sim para tudo o que você puder por um mês. Tirando as "Segundas de Bolo de Carne". Ninguém jamais devia precisar dizer sim para isso. Mas para todo o resto? Sim!

"Quer ir tomar um café?" Sim.

"Vamos dar uma volta de bicicleta?" Sim.

"Eu quero ir para o Grand Canyon." Sim, porra!

"Eu nos inscrevi para um triatlo." Está de brincadeira com a minha cara, cacete? Quer dizer, sim. Droga, Jen.

Eu ficaria chocada se você não se divertisse nem um pouquinho. Digo, o triatlo pode ser uma droga, mas, quando terminar, você poderá colocar "triatleta" no seu cartão de visitas, e isso é foda.

ninguém está nem aí para você

Pare de se preocupar com o que todos pensam

Eu não quero ser rude, mas preciso lhe dizer uma coisa importante: ninguém está nem aí para você.

Espere. Antes que você jogue este livro do outro lado da sala e ligue a Netflix, deixe-me explicar. Eu não quero dizer que ninguém a ama. Não estou falando da sua mãe ou de seu ou sua cônjuge ou melhor amiga. Sempre haverá pessoas na sua vida que a amam e que se importam com você. Não, estou falando de todos aqueles conhecidos superficiais e desconhecidos com que você se preocupa em demasia. As pessoas que a mantêm acordada à noite. Aquelas que fazem você se sentir desajeitada, esquisita ou inferior.

Essas pessoas não dão a mínima para o que você faz. Não poderiam se importar menos com o que você está vestindo, sua aparência, seu jeito de criar os filhos, qual é o seu trabalho, nada disso. E você não deveria dar a mínima para elas. Então, pare de dar a elas espaço na sua mente.

Ao longo dos anos, escrevi muito sobre as pessoas na minha cidade. Ninguém está a salvo e meus próprios vizinhos entram na "Lista de Murros" com frequência. Mas eu não me sinto mal a respeito. Se eles quisessem ficar fora da lista, não seriam cretinos. Basicamente, se eu vejo uma cagada, eu denuncio. Muitas vezes, quando dou uma entrevista, perguntam-me:

– O que os seus vizinhos acham da sua escrita?

E a minha resposta é sempre a mesma:

– Eu duvido que os meus vizinhos pensem em mim ou na minha escrita.

Esta resposta sempre recebe uma risada, mas essa não é a minha intenção. Eu não estou tentando ser engraçada. Estou sendo cem por cento honesta. Eu não me lisonjeio, achando que meus vizinhos passem seu precioso tempo livre lendo o que eu escrevo e discutindo sobre mim e minhas opiniões. Eles são uns cretinos que mal conseguem se lembrar do meu nome, então por que eu acharia que eles se importam com o que eu tenho a dizer? Sou insignificante no mundo deles. Não valho o incômodo.

As mulheres levam décadas para aprender isso. Via de regra, é só quando chegamos na casa dos 40 que começamos a entender o que "não estar nem aí" significa de verdade. Eu tenho sorte. Não estou nem aí há anos, porque, pelo menos uma vez na vida, eu estava adiantada. Descobri esse adorável segredo da meia-idade quando era bem jovem.

Eu me formei numa faculdade cristã pequenina, e a piada interna era que o argumento de vendas usado com nossos pais era "Uma aliança já na primavera ou seu dinheiro de volta". Todos na minha classe estavam noivos ou casados antes de nos formarmos, e quando chegou a época da nossa quinta reunião depois da formatura, eu sabia que todas as minhas amigas teriam um esposo, um par de filhos, provavelmente uma casa, empregos de verdade e uma conta poupança. No começo, fiquei empolgada para ir. Eu queria ver todo mundo e me atualizar sobre suas novas e excitantes vidas como adultas, porém, conforme o final de semana se aproximava, tive uma sensação esmagadora de ansiedade e ruína. De súbito, eu queria cancelar. Temia todo mundo me perguntando:

– Quais as novidades, Jen? O que é que você anda fazendo ultimamente?

Eu não tinha nada a dizer. Naquele momento, minha vida estava meio que uma bagunça, pessoal e profissionalmente. Eu tinha certeza de que todo mundo tinha tudo sob controle, enquanto eu fracassava miseravelmente e ainda tentava descobrir o que fazer comigo mesma, e tinha certeza de que me julgariam duramente.

Eu estava solteira e sem filhos (não tinha sequer um cachorro do qual me gabar na época). Morava sozinha, sem qualquer coisa que me prendesse, e não podia nem me vangloriar do quanto estava farreando, dizer para elas conferirem minha nova tatuagem fodona, ou enfeitiçar todo mundo com histórias sobre viajar para locais fabulosos com minhas amigas solteiras e descoladas porque, honestamente, meus pais eram meus amigos mais chegados. Além disso, eu não podia bancar viagens para lugar nenhum, já que tinha sido recentemente demitida do meu emprego horrível por incomodar a pessoa errada e me desentender com a amante do meu chefe (tente dizer isso ao gerente de Recursos Humanos quando eles te chamam para conversar sobre o fato de ter sido levado à atenção deles que você "não trabalha bem em equipe"). Eu nem sequer tinha um carro novo para exibir – ainda dirigia o mesmo que tinha na faculdade. Sem mencionar que nunca tinha perdido os sete quilos que ganhei no primeiro ano e provavelmente engordara mais cinco desde a formatura.

No dia anterior à reunião, dividi meus temores com minha mãe, e ela me disse que eu estava sendo boba.

– Eu juro a você, ninguém liga – ela disse. – E se ligarem, não são seus amigos de verdade.

Revirei os olhos porque isso, claro, era a resposta com mais cara de mãe possível!

Dito isto, reuni a pouca coragem que tinha e cheguei no campus no dia seguinte. Encontrei todo mundo no estádio de futebol americano. Ninguém estava assistindo ao jogo, estavam todos amontoados em grupinhos papeando empolgadamente uns com os outros enquanto seus filhos de colo comiam terra e sujavam tudo de catarro. Eu podia ver mulheres exibindo as joias novas ("Meu presente pelo parto", uma anunciou, orgulhosa) e circulando álbuns de colagens, sim, álbuns de colagens dos primeiros cinco anos de seus filhos. (Lembra de carregar aqueles álbuns pequenos de fotos na bolsa antes dos celulares existirem? Não é de se espantar que nossas costas doam tanto agora, nós éramos um bando de mulas de carga naquela época.) Os homens trocavam cartões de visitas e dicas de golfe.

"Isso será horrível", pensei, enquanto me aproximava. "Lá vamos nós."

Imediatamente, imaginei como contaria a melhor versão de minhas histórias de aflição. Eu estava totalmente preparada para lançar mão de jargões corporativos que soassem melhor para tornar minha demissão mais digerível. "A empresa fez um *downsizing*" ou "Estou entre empregos neste momento" soava melhor do que "A amante do chefe ficou com medo que eu fosse denunciá-la para o marido depois que eu flagrei os dois transando no banheiro feminino do escritório". Pensei em dizer como o desemprego era, na verdade, "uma bênção disfarçada", porque agora eu podia examinar várias perspectivas e, como estava solteira, podia tirar vantagem de qualquer oportunidade. Eu podia fazer o que quisesse, já que não estava presa a marido, filhos ou ao financiamento de uma casa. Ensaiei manter o rosto humilde e neutro enquanto declarava "Estou até dando uma olhada em vagas na Europa".

Não era mentira. Eu estava apenas evitando a verdade. Eu *tinha* dado uma olhada em vagas de emprego na Europa, eu só não havia *me candidatado* a nenhuma delas. E se eu algum dia levantasse a bunda e me candidatasse a um emprego na Europa, eu podia, absolutamente, aceitá-lo, porque não havia um marido, nem filhos, nem sequer um cachorro, em vista para me impedir. Eu podia, provavelmente, vender meu carro para bancar a passagem aérea. Ele valia no mínimo uma passagem econômica para a França.

Eu me juntei ao grupo e me preparei para a inevitável enxurrada de perguntas enxeridas:

– Por que você ainda está solteira, Jen?

("Porque eu sou implicante para caralho e não preciso de um homem para me completar, ao contrário de certas pessoas aqui. Arrãn".)

– Se você está entre empregos, como está pagando suas contas? Ai, meu Deus, você teve de voltar para a casa dos seus pais?

("Claro que não! Eu jamais moraria com os meus pais de novo. Eles estão cobrindo o meu aluguel, isso sim, porque também não querem morar comigo".)

– Nossa, você ainda dirige o seu Jeep? Nós temos uma minivan. É *in-crí-vel*.

("Está falando sério? Eu deveria sentir inveja de uma minivan? Até parece".)

Eu previa os tapinhas de consolação no braço e os sorrisos condescendentes. Imaginei todas as minhas amigas fazendo contato visual por cima da minha cabeça e meio que dando de ombros umas para as outras, cochichando "Tadinha!" ou "Que perdedora!".

Mas nada disso aconteceu.

Nem uma pessoa sequer me perguntou o que eu estava fazendo. Estavam todas tão egocêntricas que só conseguiam falar de si mesmas. A conversa girou totalmente em torno delas me contando as coisas incríveis e maravilhosas que elas tinham feito desde que eu as vira, cinco anos atrás. Alerta de *spoiler*: só era incrível e maravilhoso se eu me permitisse ficar impressionada por uma porção de pessoas levando vidas tão comuns e entediantes quanto a minha.

Ninguém me fez uma única pergunta. Nem para saber se eu tinha mudado o corte de cabelo. (E eu tinha, aliás, e ele estava muito melhor do que o permanente todo cheio de *frizz* e a franja que desafiava a gravidade que eu usava na faculdade, muito obrigada!)

Não estou chamando minhas antigas amigas da faculdade de pessoas ruins. Isso é normal. É isso o que eu estou tentando lhe dizer! Entendeu? Ninguém liga para você. As pessoas só se preocupam consigo mesmas. Você sabe que todos se atormentaram sobre o que queriam dizer naquele dia e fizeram uma curadoria cuidadosa disso. Elas haviam se agitado e se preocupado sobre como fazer suas vidas normais e comuns soar excitantes. Elas pintaram suas carreiras sob a melhor luz possível e cada um de seus filhos era uma porcaria de um prodígio.

Eu não volto para uma reunião dessas há anos, mas aposto que, se fosse para uma delas agora, as pessoas ainda não dariam a mínima para o que eu estou fazendo, e eu tenho muito do que me gabar dessa vez. Eu entraria na cidade ao volante da minha minivan fodona – porque, mais adiante, eu já teria entrado no bonde da va(n)idade com meu marido amoroso e filhos adoráveis (e nada prodígios) a tiracolo.

Eu estaria com o melhor cabelo que já tive *na vida* e cartões de visita que informaria a todas elas que agora eu sou uma autora best-seller do *New York Times*. Além disso, meu marido, o eterno publicitário, inseriria perfeitamente na conversa o fato de que eu tenho mais de um milhão de fãs nas redes sociais. E elas, mesmo assim, nem piscariam. Porque estamos presumindo que alguém perguntaria!

Nós devemos abrir mão dessa merda, minhas senhoras. Confiem em mim. Ninguém está nem aí para você!

Espere aí, de novo. Como tudo o mais neste livro, existe um outro lado para o que estou dizendo aqui.

Eu menti para você agorinha. Existem *algumas* pessoas que estão aí para você.

Todas nós temos aqueles cuzões que gostam de se manter atualizados sobre a nossa vida nos bastidores, em segredo. São as *inamigas*. Quando você deixa de se importar com o que os outros pensam, descobre a sua confiança e começa a gostar de si mesma, perderá amigas. É inevitável. Sempre haverá uma ou duas pessoas que fofocam sobre a sua carreira ou sobre seus relacionamentos ou fazem um comentário maldoso sobre a sua franja nova. Elas ligam porque *elas* são umas vacas miseráveis. Elas se comportam assim porque só se sentem melhor quando estão perto de gente que não tenha confiança e não seja bem-sucedida. Essas pessoas se alimentam das inseguranças dos outros. Mas elas não contam. Essas pessoas podem ir direto para o inferno, porque nós não ligamos para o que elas pensam!

Você está alugando um terreno na cabeça delas, e tudo bem, desde que você não lhes dê um terreno na sua. Quando você reconhece que a opinião delas faz diferença para você, está lhes dando oxigênio. Está lhes dando luz do sol e as incentivando a crescer. Isso não é bom para você – nem para elas.

E digamos, apenas hipoteticamente, que você seja essa pessoa. A que passa tempo demais examinando todos os detalhes da vida, dos relacionamentos, do armário de outra pessoa. Você precisa crescer, porra, e se controlar. (E encontrar um *hobby* que não inclua "stalkear" os outros.)

Por mais que o mundo tente nos convencer do contrário, as mulheres não são inimigas umas das outras. Não estamos aqui para julgar e destruir umas às outras. A meia-idade é uma merda e a última coisa de que precisamos é sermos críticas sobre o modo como cada uma está administrando esse show de horrores. Em vez disso, precisamos apoiar umas às outras. Se você está desperdiçando seu tempo se preocupando com as mulheres ao seu redor, está apenas deprimindo a si mesma, porque nada de bom pode vir dessa obsessão.

Mas esqueça essas *inamigas*. Elas são poucas e raras. A maioria das pessoas é completamente egocêntrica e tende a focar em demasia no que todos pensam *sobre elas*, e não o contrário. Você acredita nisso? Entende o que estou dizendo? Quantos anos você perdeu se preocupando com o que os vizinhos ou seus amigos ou totais desconhecidos pensavam sobre você? Quantas noites você passou acordada, reprisando cada momento constrangedor da sua vida? Quantos convites você recusou porque não tinha a força ou a confiança de ir por estar tão preocupada que todo mundo saberia todas as coisas "horríveis" a seu respeito? Desperdiçamos tantas oportunidades boas porque cedemos a esse medo! Lembre-se:

Ninguém está nem aí para a sua aparência num maiô.

Ninguém está nem aí para o que você deu para as crianças comerem no jantar de ontem.

Ninguém está nem aí para o carro que você dirige.

Ninguém está nem aí para o seu emprego.

Ninguém está nem aí para as suas rugas.

Ninguém está nem aí para a sua conta bancária.

Um pouco mais alto para o pessoal lá do fundo: "Ai, meu Deus, ninguém dá a mínima para você, então pare de se preocupar com essa porra o tempo todo!".

PÉROLAS DA JEN

Ei! Eu estou falando sério aqui, caralho. Eu não ligo para o que o cuzão do seu cérebro está te dizendo ou o que você acha que sabe. Não quero ser grosseira, mas o seu cérebro é meio mentiroso. Sempre que eu sinto que meu cérebro está sendo cuzão, eu me pergunto se eu falaria com uma amiga do mesmo jeito que estou falando comigo. É claro que não falaria. Porque eu não sou uma cuzona! Quando sinto que estou saindo dos trilhos, essa perguntinha sempre me traz de volta. E eu me relembro com gentileza: "Ninguém (que importe) está nem aí para você, Jen. Vá levar sua vida da maneira que quiser".

você fará xixi nas calças

E não no bom sentido

Serei bem direta com vocês, minhas senhoras.

Em algum ponto dessa jornada da meia-idade, vocês *vão* fazer xixi nas calças.

Não estou dizendo isso para fazer você rir, embora você provavelmente devesse rir, porque é melhor do que chorar, e a ideia de fazer xixi nas calças provavelmente lhe dá vontade de chorar. Não, estou lhe contando isso porque prometi contar tudo. Prometi não amenizar nada, nem mentir, nem afofar, nem fazer tentativas vãs de disfarçar a verdade. Eu prometi ser a guia mais honesta que você poderia ter, porque estamos nessa merda juntas.

Ah, só um minuto. Falando em merda…

Você também fará cocô nas calças. Tomará uma xícara de café algum dia e a sua barriga dará uma roncadinha e você soltará um peidinho minúsculo, só que não será um peidinho. Será um peidinho molhado. Sim, você leu isso corretamente.

Basicamente, o que eu estou tentando lhe dizer é que o seu corpo irá traí-la.

Embora um pum molhado possa acontecer em raras ocasiões, o problema mais recorrente é a sua bexiga. Pode agradecer aos seus filhos por isso. Na verdade, eu li em algum lugar que isso não é mais considerado verdadeiro. Médicos e pesquisadores mudaram de ideia quando descobriram que mulheres que não deram à luz também não podiam pular num trampolim nem fazer agachamento sem que houvesse goteiras. Logo, agora eles decidiram que se mijar é apenas um sintoma regular da menopausa, porque a meia-idade é uma porcaria. Todas nós podemos participar da diversão. Bem, é simplesmente ótimo pra caralho, certo?

Antes de chegar aos 40, eu tinha ouvido rumores e cochichos sobre incontinência. Até fizera algumas piadas sobre a bexiga solta da minha mãe, mas eu era uma cretina que pensava que toda essa bobajada iria, de alguma forma, passar direto por mim. Quando eu caminhava rapidamente pelas fileiras e mais fileiras de absorventes e fraldas para adultos na farmácia, sempre pensava: "Eu nunca passarei por isso".

Rá! Eu não podia estar mais enganada.

Para nosso 17º aniversário de casamento, o maridão e eu fomos para Las Vegas.

Se você me conhece um pouquinho, provavelmente está se perguntando: "Por que Vegas, Jen?". Você provavelmente sabe que o maridão e eu não somos grandes apostadores, então jogar não faz o nosso estilo. Vegas tem muitos lugares para fazer compras, e eu gosto de fazer compras, mas sou mais do estilo lojas *outlet*. Eu não acho que os hotéis de luxo tenham um *outlet* da Crocs espremido entre as lojas de grife. Existem toneladas de shows para os quais poderíamos ir, mas o maridão não é culto o bastante para isso. Ele jamais desembolsaria cem pratas por assento para assistir a "um bando de acrobatas saltando para dentro e para fora de piscinas". E, mesmo assim, nos vimos em Las Vegas.

Vegas, na verdade, atendia a vários requisitos. Tipicamente, não gostamos de gastar em férias que não incluam nossos filhos. Sentimos culpa por deixá-los em casa. Nas poucas vezes que fomos a algum lugar sem eles, passamos o tempo todo dizendo:

– Ah, as crianças teriam adorado isso!

Las Vegas, porém, era diferente. Crianças não são bem-vindas em Vegas. De fato, provavelmente seríamos enquadrados como péssimos pais se tentássemos levar nossos filhos a um cassino. E não sentíamos tanta culpa em gastar muito dinheiro, porque o maridão tinha sido convidado para palestrar numa conferência, então a passagem e a estadia sairiam de graça. Eba!

Largamos nossos filhos com os avós e fomos para o deserto com a intenção de passar bastante tempo juntos e sozinhos. Reconectando. Voltando a nos apaixonar. Reacendendo a chama. Toda essa coisa boa.

É, tínhamos muito o que fazer naqueles três dias.

Assim que chegamos, comecei a me sentir mal. Eu estava há dois anos numa turnê de autógrafos dos livros, sem pausas, e todas essas viagens estavam começando a pesar sobre mim. Entre o ar seco e cheio de fumaça, a mudança de horário e o fato de que eu tinha pouquíssimas responsabilidades em Las Vegas, meu corpo decidiu entrar em greve naquela semana.

Quando saí do avião, comecei a fungar de imediato, mas isso não foi nada comparado ao primeiro espirro. Eu espirrei e na mesma hora tive uma sensação da qual só recentemente havia tomado ciência. De súbito, estava em posição fetal, com as pernas cruzadas e me empenhando furiosamente para conter um vazamento.

– Ai, meu Deus – cochichei para minha bexiga. – Você está zombando da minha cara, é?

– Mas que diabos, Jen? – perguntou o maridão, preocupado. – Você está tendo um derrame?

Ainda toda encolhida e contraindo tudo da cintura para baixo, olhei para ele. Ele parecia genuinamente preocupado, mas hesitei em contar a verdade. O que me chocou para cacete. O maridão e eu temos um relacionamento muito franco. Eu tenho amigas com mais de quinze anos de casamento que ainda não admitem para os maridos que elas cagam, nem mostram o rosto sem maquiagem. Nós não somos assim. Não tem mistério no nosso casamento. O maridão conhece todos os meus segredos sujos. Ele viu cada estria, cada dobrinha de gordura, cada olheira, cheirou meus puns, já me viu vomitar em jato, e mesmo depois de ter me visto fazer cocô na maca enquanto eu espremia um bebê para fora da minha vagina disforme, ele ainda voltou ali alegremente assim que recebeu o sinal verde do médico. O que estou lhe dizendo é que nada assusta esse cara, e, no entanto, eu estava mortificada em contar a ele que havia feito xixi na calça quando espirrei.

Estávamos numa viagem de lazer, só nós dois. Tínhamos o quarto de hotel só para nós e uma cama *king-size* esperando para ser "batizada". O romance já estava se apagando em nosso relacionamento e nós deveríamos, supostamente, usar esse final de semana para recuperar nosso borogodó. E eu tinha certeza que contar a ele que eu tinha molhado as calças decididamente mataria esse clima.

– Eu já volto – choraminguei.

Ainda não podia ficar de pé direito sem temer abrir as comportas, literalmente, então me virei e me arrastei feito um caranguejo para o banheiro feminino mais próximo. Quando estava a salvo, trancada dentro da cabine, avaliei o estrago. A calcinha já era, mas eu consegui segurar o suficiente para que os jeans sobrevivessem mais um pouquinho; entretanto, eu precisava de suprimentos, e logo. Enfiei um pouco de papel higiênico nas calças e emergi da cabine.

"Talvez uma das mulheres na pia possa emprestar um absorvente", pensei. "As mulheres andam com absorventes, né? Caralho, pelo visto eu preciso começar a carregar um absorvente interno gigante e um externo também, porque essa é a minha vida agora. Argh."

Uma rápida olhadinha me disse que o milagre não aconteceria. Toda mulher lavando as mãos ou se lamentando por causa das linhas finas (pobrezinha, você acha que isso aí são rugas? Espere só!) tinha menos de 30 anos. Eu tentei as máquinas na parede. Só absorventes internos.

– Droga, buraco errado – resmunguei.

O tempo estava se esgotando. Eu tinha acabado de esvaziar a bexiga, então tinha talvez mais 15 minutos até que ela se enchesse outra vez. Mas até uma bexiga meio cheia seria um problema se eu espirrasse de novo. Mais um espirro e minha calça jeans já era, e eu só tinha mais uma calça.

"Droga", pensei. "Por que eu deixei o maridão me convencer a trazer só a bagagem de mão? A companhia aérea despacha bagagem de graça, seu cuzão!"

Entendi o porquê minha mãe viaja com oito malas. Presumo que duas delas sejam cheias de absorventes externos, internos, ibuprofeno, bolsa térmica, curativos e uma variedade de cintas. Uma vem cheia com todos os cremes, corretivos, maquiagem e aquele espelho supermaster de aumento que uma mulher de certa idade requer para manter seu visual "natural". As outras cinco malas são todas para os sapatos confortáveis para caminhada e calcinhas e calças extra para quando se faz xixi ou cocô sem querer.

Naquela manhã cedinho, quando deixamos mamãe em casa com as crianças, ela perguntou:

– Você está com tudo?

Ela me observou sair com uma malinha de mão minúscula, sabendo muito bem que eu não estava com tudo de que precisava. Como ela pôde fazer isso comigo?

Encontrei o maridão lá fora.

– Tudo bem? – perguntou ele.

– Eu preciso passar numa farmácia – cochichei.

– Está bem – disse ele. – Vamos só dar entrada no hotel antes.

– Não. Eu preciso passar na farmácia primeiro – falei. – É importante.

– Jen, o que está havendo?

– Por favor, chega de perguntas – implorei.

Fomos para a farmácia mais próxima e eu disse a ele para esperar no carro.

– Você está agindo esquisito, Jen. Acho que você devia deixar que eu a ajude.

Finalmente cedi e permiti que ele me acompanhasse até lá dentro. Peguei minha lista.

– Eu preciso de antigripais, lenços, hidratante para os lábios e...

Olhei ao redor, esperando poder pegar discretamente alguns absorventes especiais para incontinência. "Por que isso é tão difícil?", pensei. "Isso é ridículo. Eu nunca tive problemas para comprar absorventes internos ou externos para menstruação. Por que isso é tão mais embaraçoso?" Eu sabia por que era tão embaraçoso. Absorventes simbolizam ao mundo que você é uma mulher jovem e fértil que sangra regularmente e pode parir bebês. Absorventes dizem: "Meu útero está ótimo. Eu faço as coisas acontecerem". Fraldas adultas dizem: "Minha bexiga é uma cretina. Eu estou velha para cacete".

– E...? – cutucou ele.

– Hã... é mais fácil eu mesma ir pegar. Pegue os antigripais, por favor.

Ele saiu em busca dos remédios e eu me flagrei pesquisando um corredor em que nunca tinha pisado antes. Avaliei as ofertas diversificadas. Havia de tudo, desde protetores de calcinha até roupas de baixo descartáveis. Eu finalmente cheguei a uma pequena seleção de vários níveis de absorventes, porque nem por um caralho que eu ia começar direto com as calcinhas descartáveis para vovós.

Nós nos encontramos no balcão do caixa e o maridão verificou minha cesta.

– Ah. Você está menstruada – disse ele.

Hesitei. Eu podia simplesmente deixá-lo pensar que eu estava sangrando. Ele estava acostumado comigo sangrando. Eu sangrava há anos perto dele. Por algum motivo, a ideia de coágulos de sangue imensos e escorregadios nas minhas calças soava muito melhor do que um pouquinho de urina.

A senhora mais velha no caixa disse:

– Meu bem, você pegou o tipo errado. Você precisa de um absorvente diferente se está menstruada.

O maridão pareceu perplexo.

– Bem, e para que servem esses?

– Hã... sim, eu entendo – falei, tentando fazer para a caixa o sinal secreto que mulheres de meia-idade devem mandar. Lembrei que, quando estava com 13 anos e comprei meu primeiro pacote de absorventes com abas, as mulheres no caixa sempre me davam uma piscadinha compreensiva e embalavam minha compra rapidamente, tentando chamar o mínimo de atenção. Presumi que mulheres de meia-idade tivessem um código similar para absorventes para incontinência.

Eu estava errada.

A senhora disse para o maridão:

– Esses são para incontinência, não para menstruação.

Eu sufoquei um grito e lutei para não socar a cara dela.

O maridão é meio lerdo, então ainda não tinha entendido.

– Inconti... o quê?

Ela olhou para os diversos lenços e remédios antigripais que eu estava comprando e fez um gesto compassivo com a cabeça.

– Ah, meu bem! Pobrezinha. Você está vazando.

Puta que o pariu!

– Você está o quê? – perguntou o maridão.

– Xiu, a gente conversa depois – falei, dando uma olhadinha para trás.

Uma fila tinha se formado atrás de nós, e eu tinha certeza de que todo mundo na farmácia estava olhando fixamente para mim e para a minha bexiga decrépita.

– Jen, o que está acontecendo? Estou preocupado – disse o maridão.

– Ai, meu Deus! – Eu praticamente gritei. – Tá bom, tá bom! Eu estou vazando quando espirro, está bem? No passado, eu tentei ignorar. Mas não posso mais fazer isso! Toda vez que eu espirro, ou tusso, ou pulo, ou me agacho, ou espero demais para ir ao banheiro, eu mijo um pouco nas calças! Quando espirrei no aeroporto, eu mijei nas calças e só trouxe duas calças para cá. Já perdi essa calça e não posso me dar ao luxo de perder outra! Eu preciso da porra dos absorventes para poder mijar neles. Só compre logo essa merda. Eu te encontro no carro!

Saí pisando duro, mas podia praticamente ouvir os cochichos:

– Ela fez xixi na calça.

– Você viu se a calça dela estava molhada?

– Consegue sentir o cheiro? Eca.

Alguns minutos depois, o maridão se juntou a mim no carro com minha sacola de compras.

– Por que você não me contou? – perguntou ele. Ele estava meio triste, meio com raiva.

– Porque é embaraçoso! – gritei. – Estou perdendo o controle sobre o meu corpo. É tudo uma bosta!

– Bom, pelo menos não foi cocô, né? – disse ele, tentando aliviar o clima.

Eu o encarei. "Foda-se", pensei, "por que eu o estou poupando?" Decidi deixar tudo às claras.

– É o seguinte. Sim, eu mijo nas calças às vezes. Eu não fiz cocô... ainda. Mas já cheguei perto. Tão. Perto. Eu sei que o dia está chegando. Vivo num medo constante toda vez que solto um peido. Minha vista está péssima. Não posso dirigir à noite porque acho que todo mundo está usando faróis altos e já aumentei o tamanho da fonte no meu

Kindle e no notebook a um ponto que uma pessoa normal consegue ler do outro lado da sala. Meus cabelos estão caindo, mas os pelos no buço e no queixo estão engrossando e eu encontrei até um pelo no mamilo no mês passado. Os pelos no meu queixo são brancos e eu mal consigo enxergá-los o bastante para tirá-los com a pinça, então guardo pinças no carro porque é onde tem a melhor luz para retirar os pelos! E não é só no meu queixo! Meu cabelo todo está embranquecendo. *Todo*. Encontrei pelos brancos nas sobrancelhas e nos pentelhos. Não sei se você reparou, mas a minha vagina está um descampado. Empoeirada, seca, e eu mal tenho interesse em fazer sexo. Eu prefiro ler um livro a fazer sexo com qualquer um, não só você. Meus seios estão tortos. Um está literalmente mais caído do que o outro. Estou com calor e com frio, tudo ao mesmo tempo. Acordo à noite numa poça de suor, aí tiro a roupa, e dez minutos depois estou tremendo. Eu raramente durmo a noite toda por causa da mijação constante, das ondas de calor, e, ah, sim, minha ansiedade cada vez pior. Eu me preocupo com *tudo*. Inclusive com o fato de que me preocupo demais. Eu choro uma vez por semana porque estou simplesmente sobrecarregada por uma porra de uma montanha-russa de emoções. Mas é melhor do que socar a cara de alguém, não é?

– Uau, isso é... muita coisa, Jen – disse o maridão, franzindo a testa.

– Tem mais alguma coisa?

– Tem. Eu não suporto ouvir você mastigando sua comida ou sugando sopa. Você ronca tão alto que algumas noites eu tenho vontade de te sufocar enquanto você dorme, mas não faço isso porque te amo. E também porque não tenho coragem para ir até o final com nenhum dos meus planos, inclusive assassinato, porque apatia é outra coisa real com a qual estou lidando no momento. E mais um negócio: estou morrendo de fome.

O maridão se animou. Ele é um resolvedor de problemas, não um ouvinte, e, na opinião dele, comida resolve todos os problemas. Especialmente um bufê de Las Vegas ao estilo coma-o-quanto-aguentar.

– É! Vamos procurar onde almoçar.

Algum tempo depois, eu devorava minha sobremesa quando o maridão levantou o olhar de seu prato.

– Sente-se melhor? – perguntou ele.

Dei de ombros. Por um lado, eu estava comendo um *brownie*; por outro, eu tinha um absorvente da espessura de um livro de bolso enfiado nos fundilhos da minha calça jeans.

– Olhe, você está fazendo de novo.

– Fazendo o quê? – perguntei.

– Está me excluindo. Somos uma equipe, lembra? Eu não ligo para o quanto você se sente esquisita ou envergonhada; tem de se abrir comigo. Deixe-me ajudar você. Deixe-me apoiar você. Eu te amo e estou nessa até o final.

Eu sorri.

– Mesmo que eu faça cocô nas calças?

– Desde que você continue comigo quando eu fizer nas minhas – disse ele.

Isso aqui, minhas amigas, é que é amor verdadeiro.

PÉROLAS DA JEN

Não importa quantas precauções você tome, você mijará nas calças. Carregue sempre com você dois absorventes para poder ajudar uma irmã na meia-idade. Se você guardar apenas um conselho deste livro, que seja este: pinças no carro são uma necessidade absoluta. E, pelo amor de Deus, sempre é melhor levar mais do que você precisa na mala.

apenas seja feliz, droga!

Encontre sua gratidão

Eu não me lembro de já ter estado feliz. Não é como se eu fosse depressiva ou algo que necessite de cuidados médicos de fato. É mais que a minha vida toda eu sempre fui muito "meh", esperando que algum tipo de felicidade mágica caísse sobre mim.

Olhando para trás, talvez eu estivesse feliz em algum momento quando era pequena. Eu sei, com certeza, que quando cheguei no ensino primário não estava feliz, e a coisa só piorou conforme eu fui progredindo para o fundamental e o ensino médio. Naquela época, eu estava convicta de que a infelicidade vinha de uma falta do que chamarei aqui de *coisas*. Se eu pudesse pagar pela calça jeans certa ou o par de tênis certo, seria feliz. Se eu pudesse perder uns cinco quilos, seria feliz. Se eu pudesse andar com a turma certa, seria feliz. Se eu pudesse tirar notas melhores, seria feliz.

Eu comprei a calça jeans (em dois tamanhos diferentes, porque perdi o peso que queria, só para recuperá-lo com juros), fiz algumas amizades e descobri uma matéria em que podia virar craque. Mas ainda não me sentia feliz. Fui embora para a faculdade com um novo plano para a felicidade: se eu conseguisse arranjar um marido e ter alguns filhos, aí eu seria feliz. Se eu pudesse escolher uma área boa e conseguir um emprego ótimo, eu seria feliz. *Se, se, se* ditou tudo em minha vida. Eu continuava presumindo que a felicidade chegaria a mim no futuro. Assim que eu preenchesse todos os requisitos certos e alinhasse tudo perfeitamente, *só então* eu encontraria a felicidade.

O problema é que muitos dos requisitos tinham, na verdade, sido preenchidos, e quase trinta anos depois eu tenho muitas das coisas que deveriam me fazer feliz. Tenho um marido que me ama e apoia tudo o que eu faço. Tenho bons filhos. Uma família grande e carinhosa. Um trabalho que adoro. Uma casa confortável (com um *closet* enorme, contendo várias calças jeans da marca certa e tênis também). E o mais importante, estamos a salvo e saudáveis. Estou vivendo a porra da vida dos meus sonhos. Como alguém no meu lugar poderia *não ser feliz*? Eu teria que ser uma cuzona para dizer que estou infeliz, né? E eu sou muitas coisas, mas me esforço bastante para não ser uma cuzona. Mesmo assim, tenho vivido num estado perpétuo de mal-estar generalizado.

Por quê? Por que eu sou assim? Quanto mais eu me atormentava com isso, mais eu me sentia – vai vendo – *infeliz*. Argh. Antes que me desse conta, eu estava presa numa espiral de vergonha em que tudo o que eu podia fazer era dar voltas e voltas comigo mesma sobre como eu estava me comportando feito uma idiota. Tudo em que eu pensava era: "Se você não descobriu como chegar à felicidade em 47 anos, eu não posso lhe ajudar. Não deveria ser tão complicado assim".

Eu precisava de ajuda, mas não sabia a quem recorrer. Claro, eu poderia ter pegado qualquer um dos inúmeros livros de autoajuda que falam sobre felicidade, mas, para ser honesta, eu queria mesmo era ouvir isso de alguém em quem eu confiasse. Queria que uma amiga olhasse nos meus olhos e me contasse todos os segredos de sua felicidade. Eu precisava que minha amiga mais feliz abrisse o bico.

Não queria simplesmente abrir a conversa com "E aí, *miga*, você está feliz ou não, caralho?". Eu precisava ser mais hábil que isso. Assim, comecei a investigar discretamente. Escolhi minhas três amigas mais próximas.

Perguntei a Jessica:

– Quando você se sentiu mais feliz na vida?

Depois de uma pausa longa (provavelmente longa demais), Jessica finalmente disse:

– O mais feliz que já estive foi quando estava grávida de Aston.

Credo. Não era bem a resposta que eu procurava. Minha fábrica de bebês estava fechada. Não importa o quanto a gravidez me deixasse feliz, eu não ia passar por isso de novo.

Risquei Jessica da minha lista.

Perguntei a Gabrielle:

– O que você fez essa semana que te deixou feliz?

Gabrielle respondeu sem pensar duas vezes:

– Comprei sapatos novos. Sapatos novos sempre me deixam feliz.

Hmm... isso parecia mais com *coisas,* então risquei Gabrielle da minha lista. E fiz uma anotação mental para comprar sapatos. Imaginei que mal não faria.

Finalmente, fui direto ao ponto e perguntei a Matilda:

– Você está feliz?

Matilda deu uma gargalhada.

– Nem fodendo – disse ela. – *Você está?*

Chacoalhei a cabeça em negativa.

– Não, não mesmo.

Matilda ainda ria quando disse:

– É, a felicidade é uma ilusão criada por marqueteiros. Eles só querem que você compre porcarias para preencher o vazio profundo e escuro que todos temos na nossa alma.

– Uau. E eu achava que *eu* estivesse sombria! – gracejei. – Mas entendo o que você quer dizer. Tipo a Gabrielle comprando sapatos essa semana.

Matilda franziu a testa.

– Talvez. Estou dizendo, ninguém é feliz de verdade e não importa o que lhe ensinaram a acreditar, nada fará você feliz.

– Mas a Jessica disse que estar grávida de Aston a deixou feliz – argumentei.

– Aston tem 15 anos! Pense nisso! Isso quer dizer que Jessica não é feliz há 15 anos, Jen!

Não fiquei surpresa de verdade que Jessica, Gabrielle e Matilda não pudessem me ajudar. Havia um motivo para sermos tão boas amigas, e não era a nossa visão cor-de-rosa da vida. Não, a cola que nos mantinha unidas era nosso desprezo compartilhado pelas bobagens e uma irritação generalizada contra tudo que considerávamos fajuto. Incluindo a positividade tóxica, mas não limitado a ela.

Poucos dias depois, recebi um convite para jantar de minha amiga Isabel.

Mal havíamos recebido nossas bebidas quando Isabel me perguntou:

– Você é feliz, Jen?

Eu me remexi na cadeira, desconfortável, e tomei um longo gole da margarita grande à minha frente. Como, caralhos, ela sabia que devia me fazer essa pergunta? Eu quis responder: "É claro que não", mas não queria ir tão fundo assim com minha amiga no meio do meu restaurante mexicano preferido. Além disso, "amiga" talvez fosse um termo muito forte para Isabel. Éramos mais como conhecidas bem chegadas que se encontravam de vez em quando para jantares nos quais pedíamos bebidas demais e reclamávamos de nossas vidas. Fazíamos isso desde que nos conhecemos anos atrás, num grupo de mães, mas nossa relação sempre fora bem superficial. Diabos, eu nem sabia o nome do marido dela! Nós nos queixávamos um pouco sobre trabalho/marido/filhos/envelhecer, trocávamos memes hilários que havíamos visto nas redes sociais aquela semana e ficávamos alegrinhas antes de seguir nossos rumos por vários meses mais. Isabel era sempre muito bacana comigo, mas eu nunca senti que "a conhecia" ou que sabia o que ela estava pensando. Nós nunca passamos para o lado fundo na piscina dos sentimentos e nadamos juntas por lá. Nunca divulgamos nossos segredos e inseguranças uma para a outra. Nossa amizade não era intensa assim, e, de certa forma, eu preferia assim, porque fico desconfortável com conversas profundas nas quais espera-se que eu dê conselhos ou ofereça empatia. Sou terrível nisso, fico completamente fora da minha zona de conforto. Sou muito melhor com fúria. Eu prefiro bater o punho na mesa e gritar "Mas que cuzão!" do que tentar dar sugestões úteis e saudáveis para os problemas dos outros. Para ser honesta, eu fiquei um pouco irritada que Isabel tivesse me perguntado aquilo. Eu havia me juntado a ela para o que pensava que seria uma noite de "autopiedade compartilhada", não para essa porcaria de sentimentalismo.

Tentei redirecionar a pergunta. Quando me encontro numa situação constrangedora, eu gosto de deixar as coisas ainda mais constrangedoras ao tentar fazer as pessoas rirem.

– Não sei, mas se isso não consegue me deixar feliz, nada conseguirá – falei, cutucando a tigela enorme de *nachos* e molho de queijo. – Queijo resolve todos os problemas e deixa todo mundo feliz.

Ela sorriu, mas muito de leve.

"Ah, não", pensei. "Isso é um papo sério, se piadas ruins sobre queijo não funcionam." Estremeci. Eu teria que fazer isso mesmo. Teria que ir fundo e tentar responder com a verdade. Com o que eu estava tão preocupada? Eu vinha tentando decifrar os segredos da felicidade, e talvez Isabel os conhecesse.

– Fale comigo – disse Isabel. – O que está havendo, Jen?

Exalei longamente.

– Não, eu não sou feliz. Não sou feliz e não sei nem o porquê nem como consertar isso – falei, com tristeza. Eu não estava reclamando ou choramingando. Estava simplesmente declarando um fato.

Isabel assentiu.

– *Você é?* – perguntei a ela.

Isabel sorriu.

– Estou trabalhando nisso. Claro, eu não acordo toda manhã com pássaros cantando nem nada do tipo, mas tento ser feliz.

– Você *tenta* ser feliz? – perguntei, enfiando *nachos* na boca, porque comer *nachos* me deixa mais feliz do que não comer.

– A felicidade é uma escolha – respondeu Isabel. – E todos os dias eu escolho ser feliz.

– Isso é baboseira – falei. – É como dizer que as pessoas que têm uma vida de merda só precisam decidir serem felizes e aí a sua vida de merda será boa. É fácil para você dizer que é possível escolher ser feliz. A sua vida é ótima.

– Você acha que a minha vida é ótima? – disse Isabel, encarando-me.

– Acho. O seu marido, como é mesmo o nome dele? É um gato. Seus filhos são adoráveis. Seu emprego é foda e você ganha um monte de dinheiro. Você é linda. Você literalmente não tem nada para te deixar infeliz – falei.

Isabel franziu os lábios e começou a descarregar um caminhão de realidade em cima de mim.

– Meu marido gato nunca está por perto. Eu acho que sou uma mãe horrível e provavelmente estou estragando meus filhos. Meu emprego foda suga minha energia vital. Não é o que eu queria fazer, nem um pouco, mas eu continuo lá porque o salário é bom e eu não consigo justificar minha saída de lá quando me pagam tão bem. Você acha que eu sou linda, mas eu definitivamente não acho. A vida toda eu ouvi que era feia, vindo das pessoas que supostamente mais me amavam. Eu sou tão perturbada agora que não consigo sair de casa sem minha armadura: rosto maquiado, cabelo arrumado e uma roupa perfeita. Minha autoestima está conectada intrinsecamente com meu visual, então, conforme envelheço, fica cada vez mais difícil ser confiante. E minha rotina de exercícios é quase obsessiva, então eu não vou tocar nesse queijo, porque não vale o tempo que terei que pedalar na minha ergométrica para queimar essa porcaria do meu traseiro.

Fiquei aturdida. Era muita coisa para absorver. Quem imaginaria que Isabel estava guardando tanta coisa dentro de si?

– Cacete, Isabel. Eu não fazia ideia – falei.

– Porque eu escolho a felicidade, Jen – disse Isabel. – Você é o que você escolhe.

– Certo, mas e se você estiver doente ou se tiver perdido alguém?

– Bem, aí é diferente, claro. Isso é depressão ou luto. Estou falando só de se sentir insatisfeita, desconectada. Esse tipo de coisa.

– Sei lá – argumentei. – Você não pode só enfiar a cabeça nas nuvens e ficar tipo: "Eu escolho a felicidade, seus filhos da puta!".

Isabel riu.

– Acho que esse é o mantra perfeito para você.

– Então você simplesmente diz "Eu estou feliz", não importa o que lhe aconteça? – perguntei, puxando o molho mais para perto de mim, já que não precisava mais fingir que estava aberta a dividi-lo com ela.

– Isso. Eu me esforço bastante para não deixar a negatividade entrar na minha vida.

– Mas a negatividade é como oxigênio para mim – gracejei.

Isabel não riu.

– Sim, e você já pensou que talvez seja por isso que você não é feliz, Jen? Você é aquilo que você atrai.

⋯⋯

Mais tarde, naquela noite, eu não consegui dormir pensando na minha conversa com Isabel. Desde que eu a conheci, ela era uma daquelas pessoas que vê o copo meio cheio. Ela realmente se empenhava em ver o lado positivo de tudo. Para ser honesta, tenho de dizer que às vezes era meio irritante. Eu queria, só uma vez, vê-la perder a paciência e ficar irritada como o resto de nós. Mas como era possível que ela conseguisse ser tão feliz quando tinha tanta coisa na cabeça? Comparando com Isabel, Jessica, Gabrielle, Matilda e eu não tínhamos do que reclamar. Todas estávamos lidando com alguma porcaria, mas nada como as de Isabel, e mesmo assim era ela quem estava encontrando a felicidade e nós todas éramos um bando de pobres coitadas. Eu me sentia uma babaca ainda maior.

Pelos dias seguintes, tentei me forçar a ser feliz. Eu acordava de manhã e, em vez de gemer sobre o quanto os malditos passarinhos eram barulhentos, tentava ser positiva. Eu criei uma pasta no Pinterest com nada além de inspirações para me ajudar a reverter minha atitude de merda.

"Você será exatamente tão feliz quanto decidir ser!"

"Felicidade é um trabalho interno!"

"Apenas seja feliz!"

Depois de uma semana dessa baboseira, eu queria matar alguém. Estava pronta para desistir quando meu *feed* do Pinterest mostrou uma citação que, de fato, me forçou a pensar:

"A felicidade não é conseguir tudo o que você quer. É apreciar tudo o que você tem."

Ah, droga. Agora eu me sentia ainda mais babaca! Nem uma vez sequer eu considerei a gratidão na equação da felicidade, mas fazia muito sentido. Depois daquele cutucão do universo, eu comecei a acordar toda manhã irritada com os passarinhos, mas também grata por ter sobrevivido a outra noite e poder ouvi-los e, apesar de o mundo ser meio fodido, por ainda estar aqui e os pássaros ainda cantarem e meus filhos estarem seguros no andar de cima e meu marido roncar ao meu lado e eu ter um trabalho para realizar e café para tomar e toda aquela merda a que a gente não dá o devido valor.

Assim que acrescentei gratidão à mistura, comecei a me sentir um pouquinho mais feliz.

Após algumas semanas, liguei para Isabel. Quando ela atendeu, eu disse:

– Você tem que ser grata, caralho.

Isabel gargalhou.

– Bom, olá para você também, Jen. Do que estamos falando?

– Eu estava procurando pelo segredo e você disse que eu precisava escolher ser feliz.

– Sim.

– Mas é mais do que isso. Você também deve ser grata pelas merdas que já tem. Você não me contou essa parte – falei.

– Eu só presumi que a maioria das pessoas fosse grata – disse Isabel.

– É claro que eu sou grata, porra – falei. – Eu só não digo isso sempre. Preciso dizer com mais frequência.

Isabel estava rindo.

– *Só seja feliz e grata, porra*. Um livro de autoajuda de Jen Mann.

Sim, eu acredito que a felicidade é uma escolha, mas também acho que é mais que isso. Deve haver gratidão também. Pelo menos para mim. Para poder ser mais feliz, eu precisava me empenhar em ser mais grata. Eu não estava dando valor a nada, então nada me deixava feliz porque eu simplesmente apenas esperava.

Eu me senti ridícula por não ter adotado antes essa perspectiva positiva. Tinha de abrir mão de minhas inseguranças e simplesmente ir em frente, porra.

Por anos, eu impus limites a pessoas que não gostam de mim, não me entendem, não me apoiam, não me trazem nenhuma puta de uma alegria. Por anos, não lhes concedi espaço no mundo físico nem na minha mente. Eu excluí quase todas elas, só para descobrir que ainda havia sobrado uma babaca. Era eu. Eu era uma das minhas maiores inimigas. Eu estava sabotando minha própria felicidade com raiva, ressentimento, medo e ingratidão. Eu culpava tudo e todos ao meu redor, em vez de olhar para dentro de mim e ver que eu mesma era o problema.

Eu posso decidir como me sinto sobre mim mesma e sobre as pessoas à minha volta. O dia não manda em mim, eu mando no dia. Eu monto minha própria agenda e imponho meus prazos, então eu que decido o que é feito e o que não é feito. Eu decido que tipo de dia será. Será um dia produtivo? Eu vou assumir o comando e fazer o que é preciso, ou vou ficar enrolando o dia todo, não realizar nada e me sentir mal por isso? Ou vou jogar o dia fora e não fazer nada, porque mereço um dia de folga? Vou ficar contente hoje ou vou ficar com raiva o dia todo? Vou me preocupar com coisas fora do meu controle, ou vou fazer o melhor nas situações em que me encontrar? Vou me lembrar de ser grata, caralho?

Agora, quando eu acordo toda manhã, agradeço pelos pássaros, por estar respirando, por ter um teto, uma família, toda essa coisa boa. E aí lembro que estou no comando do meu dia e que a minha felicidade está completamente por minha conta. Estou trabalhando nisso, mas não consigo evitar o fato de que, às vezes, comprar sapatos e brigar com cuzões na minha seção de comentários também me deixam feliz. Ainda sou uma bolinha de fúria em boa parte do tempo, mas sou grata pelos sapatos novos e pelos cuzões também!

PÉROLAS DA JEN

Você é sua chefe e pode decidir se o seu dia será uma porcaria ou não. Soa meio idiota, mas é verdade: escolha a felicidade. Com o máximo de frequência que puder. E nunca se esqueça de ser grata, porra, porque, sem a gratidão, você nunca encontrará a felicidade.

como você está? de verdade
Converse sobre as coisas importantes

Eu parei de frequentar festas alguns anos atrás porque não aguentava mais a conversa fiada irritante. Porém, alguns meses depois de ter escrito minha postagem sobre meia-idade para o blog, fui convidada para um evento de *networking* que era anunciado como uma noite de empoderamento feminino. Nós deveríamos levar cartões de visita e estar preparadas para pensar em como poderíamos ajudar a impulsionar a carreira umas das outras. Normalmente, essa não é a minha praia. Mas minha amiga Carla era a idealizadora do evento e havia dedicado toda sua carreira a fortalecer a carreira das mulheres em torno dela, inclusive eu. Eu queria que o evento fosse um sucesso enorme e queria apoiá-la de qualquer forma possível, então vesti minha melhor calça (e meu melhor filtro) e compareci, porque estou tentando dizer sim para novas oportunidades e ser uma amiga melhor, e ouvi dizer que é isso o que amigas deveriam fazer. Olha só para mim, crescendo e tal e coisa!

A noite começou com todas em círculo, uma por vez fazendo seu discurso de vendas de 30 segundos.

– Eu me chamo Susan, eu não vendo apenas *shakes*, vendo um estilo de vida. Eu vendo sonhos e aí me empenho pra caralho... digo, me empenho ao máximo para ajudá-la a alcançar os seus sonhos. Pode me perguntar como você pode ser uma empresária independente.

– Meu nome é Anne. Sou corretora de hipotecas. Somos o único escritório exclusivamente feminino na cidade e prestamos serviços a mulheres solteiras que querem comprar suas casas.

– *Rá*! Ótima deixa. Eu sou Grace e presto serviços de bufê. Eu adoraria ajudá-la a tornar seu próximo evento deliciosamente bem-sucedido.

Eu fui a última. Havia me posicionado um pouquinho para fora do círculo, torcendo para que me pulassem, porque não fazia ideia do que dizer: "Eu me chamo Jen. No mínimo, pelo menos minha mãe acha que eu sou importante para caralho. Sou uma escritora. Já vendi centenas de milhares de livros. Tenho mais de um milhão de seguidores nas redes sociais. Eu viajo pelo país entretendo multidões e odeio calças. Também posso estar no meio de uma crise de meia-idade e aposto que algumas de vocês também estão. Talvez eu tenha algumas respostas para vocês e, se alguém quiser conversar a respeito, estarei ali no bar". *Rá*! Eu *jamais* usaria isso como minha apresentação! Isso seria doido, não é? Certo?! Digo, nunca diga nunca, mas... Não. Seria loucura. Eu não posso ser *tão* honesta assim. Não é?

Já tinha sido um longo processo percorrer o círculo e eu podia ver dúzias de pares de olhos cansados e entediados me encarando, então decidi manter a coisa breve.

– Meu nome é Jen Mann. Sou escritora. Escrevo livros engraçados.

Resolvi não compartilhar a parte da minha crise de meia-idade, porque senhoras finas não falam dessas coisas. Especialmente em eventos de empoderamento feminino. "Finja até ser verdade" era o tema não oficial da noite. Ninguém queria falar sobre oscilações hormonais ou queda de cabelo a menos que tivessem algo para vender para aquela enfermidade específica.

Depois das apresentações, o círculo se rompeu e me vi escorada em uma parede e analisando o grupo. Essa tende a ser minha posição preferencial em festas. Fico mais confortável me esgueirando nas sombras do que mergulhando num círculo de festeiros papeando. Eu observava para ver se alguém começaria alguma conversa relevante. É claro que eu *consigo* ficar de conversa fiada, eu só *não quero* fazer isso. Literalmente, suga minha força vital. Não porque eu seja antissocial, mas porque sou antibaboseira. Minha sensação é de que, se você quer se conectar com as pessoas, corte a conversa fiada. Por favor, pare de falar sobre o tempo.

Conforme fui envelhecendo, notei que tenho pouquíssima paciência para quem não tem conversas reais ou relacionamentos reais com as pessoas ao seu redor. Hoje em dia, meu negócio é qualidade, não quantidade. Isso deveria servir para todos. Imagine o quanto seu dia seria melhor se não fosse cheio de conversas vazias. Quantas vezes você falou sobre o tempo, sobre como anda ocupada, ou como não consegue encontrar uma boa rotina de exercícios e/ou dieta para seguir? Quantas vezes você ouviu outra pessoa se gabar dos filhos ou se preocupar sobre como conseguirá levar tudo de que precisa na mala para as férias de primavera? "Às vezes eu acho que é mais fácil simplesmente ficar em casa, Jen!"

"Arrãn. Espero que a linha aérea perca sua bagagem, Susan."

Conversas relevantes não precisam ser intimidadoras. Às vezes, as pessoas se apoiam no papo-furado porque se preocupam sobre o que dizer a um desconhecido. Elas jogam conversa fora porque estão preocupadas sobre não terem mais nada a dizer, e aí a coisa ficaria bem constrangedora e bem depressa. "E aí, você gosta de… coisas?" Mas não é verdade. Todos têm algo sobre o que gostam de falar. Algo pelo que são apaixonados.

Como eu já disse antes, as pessoas (eu inclusa) amam falar sobre si mesmas. E a conversa pode ser interessante e importante, se elas estiverem sendo honestas. Como escritora, eu amo ouvir as histórias dos outros, porque com frequência elas me inspiram, ensinam alguma coisa, ou dão uma ideia de quem é essa pessoa e o que a move. Todo mundo é especialista em alguma coisa, você só precisa descobrir o que é essa alguma coisa. As respostas a algumas perguntas bem-intencionadas podem revelar muito sobre alguém.

Certa vez, conheci um homem enquanto estava na fila para embarcar num avião. Eu não falo muito nesse tipo de situação. Não me lembro do que ele falou para me engajar na conversa, mas sei que perguntei o porquê de ele estar indo para Ohio. Essa foi toda a abertura de que ele precisou. Quando me dei conta, acabamos nos sentando juntos e, antes que o avião aterrissasse, recebi uma aula completa sobre a Hamvention, uma das maiores convenções para operadores de radioamador. Eu não fazia ideia de que o mundo do radioamadorismo fosse tão interessante, nem que estava sentada ao lado de uma das celebridades desse mundo! Quando em dúvida, faça uma pergunta aberta sem relação com o tempo – a menos que você esteja conversando com um meteorologista.

Já ouvi gente dizer que não queria se abrir demais por se preocupar em entrar em território ofensivo ou desconfortável. Sim, é claro, você deveria se manter longe de conversas ofensivas, mas conversas desconfortáveis não são ruins. Eu argumentaria que, talvez, se tivéssemos mais conversas desconfortáveis, razoáveis e baseadas em fatos uns com os outros, não teríamos tanta gente raivosa, dividida e sofrendo neste mundo agora mesmo. Se tivéssemos conversas desconfortáveis em vez de enterrá-las lá no fundo de nós mesmos, ou de fugir delas, ou de cancelar pessoas em nossas vidas, ou de nos engajar em conversas apenas com as pessoas que já estão na nossa bolha, talvez pudéssemos resolver umas paradas sérias.

É por isso que agora, cada vez que alguém me pergunta "E as novidades, Jen?", eu respondo: "Bom, eu estou no meio de uma crise de meia-idade agora e está uma bela bosta".

É sempre interessante ver como as pessoas reagem. Algumas mulheres resmungam algum clichê ou dizem: "Mas por quê? A sua vida é ótima!", e aí se afastam de mim o mais depressa possível. Entretanto, muitas mulheres se acomodam para conversar e compartilhar seus sentimentos.

Conheci Mary quando estava ajudando Carla na limpeza depois do evento.

Mary é casada com um empresário famoso. Ela é atraente, interessante e engraçada. Mora numa casa linda e tira férias luxuosas. Seu Instagram é uma daquelas contas em que todas as fotos são *selfies* estonteantes ou fotos de seus filhos belíssimos ou de seu cãozinho mimado. Ela faz uma curadoria para que as imagens sigam sempre o mesmo esquema de cores, e as dela sempre têm um tom de pêssego.

– A Carla disse que você está passando por uma crise de meia-idade – cochichou ela, como se fosse um segredinho sujo.

Parei de empilhar as cadeiras.

– Estou, sim – respondi.

– Acho que eu também estou – confessou ela, baixinho. – Sinto que perdi minha alegria de viver.

Concordei com a cabeça.

– Entendo perfeitamente.

– Mas aí eu me sinto culpada! Olha só a minha vida! Todo mundo pensa que é tão perfeita. Eu tenho tanto. Sou tão abençoada. Não posso contar a ninguém, porque minhas amigas poderiam me julgar. Mas elas não fazem ideia de com que estou lidando!

– Elas provavelmente estão se sentindo do mesmo jeito, mas têm medo de que você as julgue – falei. – Você já tentou conversar com elas? Conversar com minhas amigas e minha família me ajudou demais.

– Não. Talvez seja mais fácil para você, porque você compartilha demais. Eu sigo você no Facebook. Não existe assunto proibido para você mesmo, não é? Você simplesmente diz tudo o que passa pela sua cabeça – disse Mary.

Tomei isso como um elogio, apesar de provavelmente não ter sido dito com essa intenção. Mary prosseguiu:

– Eu sou uma pessoa reservada. Não gosto de compartilhar meus assuntos com todo mundo.

– Eu não estou pedindo que você escreva um livro sobre as suas emoções ou que fale sobre seus sintomas de menopausa – gracejei. – Estou só dizendo que você deveria encontrar alguém com quem conversar.

– Eu acho que ninguém entenderia – disse Mary.

– Você ficaria surpresa – disse Carla, juntando-se a nós.

Mary não disse nada. Carla e eu ficamos ali encarando-a, ansiosamente, esperando que ela dissesse alguma coisa. Estávamos prontas para ouvir. Nós havíamos literalmente acabado de dizer que entendíamos, e mesmo assim Mary ainda relutava em se abrir e compartilhar conosco. Em vez disso, ela saiu para atender a uma ligação que eu tenho certeza de que era falsa. Quem é que atende o telefone hoje em dia?

Mary presumiu que eu coloco tudo nas redes sociais, mas ela estava enganada. Antes de escrever minha postagem sobre meia-idade no blog, eu mantinha todas as minhas emoções para mim mesma, a menos que fosse indignação. Eu deixava tudo cozinhando abaixo da superfície e, como Mary, tinha medo de compartilhar. Eu me preocupava que as pessoas pudessem pensar que eu era uma chorona ou que eu fosse percebida como alguém frágil. Manter tudo guardado dentro de mim foi uma das piores coisas que eu poderia ter feito. Isso só me fez sentir pior. Eu só fui começar a melhorar quando comecei a falar.

Agora eu falo com o meu marido. Falo com minha família. Falo com minhas amigas. Falo com desconhecidos na internet. E até desconhecidos em aviões. Agora que comecei a falar, não me calo mais. Falo com qualquer um que me dê ouvidos. E não falo mais sobre a porra do tempo.

Algumas pessoas são melhores do que outras para se conversar. Minhas amigas entendem. Elas compreendem exatamente o que eu estou falando e são boas ouvintes, sempre cheias de conselhos ótimos.

Minha mãe não é muito assim. Normalmente, nós duas nos damos muito bem, e eu confio muito nela para conselhos e orientação. Mas esta é uma área em que ela não me é de muita serventia. Minha mãe e eu somos muito diferentes. Ela não gosta de conversas desconfortáveis e as evita a todo custo. Ela também confia muito em sua fé. "Você já orou a respeito disso, Jen?" é quase sempre a primeira pergunta que eu recebo dela quando lhe digo que estou tendo dificuldades com alguma coisa. Embora eu ache que definitivamente haja espaço para a fé na minha vida, às vezes eu só queria que a minha mãe se abrisse mais.

Eu sei que ela passou pelo seu próprio show de horrores quando estava em seus 40 anos. Eu estava indo para a faculdade e ela surtou.

– Sobre o que eu vou conversar com o seu pai? – disse ela. – Nós não temos mais nada em comum!

Na época, eu com 18 anos, pensei que essa era a coisa mais esquisita que já tinha ouvido. Para mim, parecia que meus pais tinham um casamento feliz. Eles estavam casados há vinte anos! Como é que pessoas infelizes poderiam continuar casadas por vinte anos? Como ela podia pensar que eles não tinham nada em comum? Eu ri dela e segui alegremente meu caminho.

Recentemente, eu a questionei sobre isso.

– Como foi que você e o papai atravessaram essa merda de meia-idade? – perguntei. – Quando eu fui para a faculdade e não havia mais ninguém por perto?

Ela abanou a mão como se não fosse nada de mais.

– Ah, foi tranquilo. Você simplesmente passa por isso – disse ela, terminando nossa conversa.

Digo, eles ainda estão casados, então eu não podia argumentar que o conselho dela não funcionava; ainda assim, era uma merda.

Eu sei que muitas pessoas sentem que não há alguém com quem conversar, e quero repetir aqui, mais alto para o pessoal lá no fundo, que *isso não é verdade*. Existem várias organizações, grupos, clubes, comunidades, fóruns, sindicatos e gangues de meninas por aí. Você só precisa encontrar a sua turma. Elas não vão te mandar um convite impresso, então você terá de fazer algo corajoso e pedir para se sentar junto a elas no refeitório. Mas você consegue. Eu confio em você!

Alguns meses atrás, reparei que muitas das minhas amigas estavam postando atualizações cruas, honestas, sinceras e pessoais que caíam em ouvidos moucos. Nenhuma de suas amigas comentava ou sequer reconhecia que havia visto a postagem.

Depois de anos administrando grupos e páginas on-line, eu sei quantas pessoas por aí só querem ser vistas e ouvidas. Elas querem saber que alguém se importa. Então, comecei a fazer uma pergunta simples na minha página pessoal no Facebook uma vez por semana: COMO É QUE VOCÊ ESTÁ?

Da primeira vez que perguntei, achei que receberia um monte de "bem" e "legal". Fiquei surpresa ao ver as respostas que choveram. As mulheres (e até uns poucos homens) que me seguem estavam famintas para ter conversas reais e honestas nas quais pudessem se abrir sobre seus sentimentos.

– Estou mal. Perdi o emprego essa semana e me preocupo que não vou conseguir arranjar outro.

– Melhor do que estava um mês atrás.

– Estou me sentindo sem foco e tenho coisas demais para fazer.

– Estou puta da vida com o mundo. Ele me enfurece. E estou puta comigo mesma por me importar tanto, quando ninguém mais liga.

– Eu estou bem. Ainda trabalhando de casa e matriculada para voltar a estudar hoje. Sentindo-me esperançosa.

– Eu não tenho câncer. Então hoje estou agradecida.

Mas não era só um lugar no qual elas largavam suas queixas e seguiam a vida. Eu assistia enquanto outras mulheres apareciam e curtiam ou deixavam um coraçãozinho nas postagens. Elas incentivavam umas às outras e se animavam. Ofereciam conselhos, um ouvido compassivo ou apenas um abraço virtual.

A outra coisa que me surpreendeu foi quantas delas me agradeceram por perguntar.

– Ninguém nunca pergunta como eu estou e se importa de verdade.
– Você é a primeira pessoa a me perguntar isso essa semana. Obrigada.
– Isso me fez muito bem. Obrigada por perguntar!

E tantas delas devolveram o favor, perguntando:

– E *você*, como está, Jen?

O ciclo infinito de conversa fiada será a morte de todas nós. Certo, talvez eu esteja exagerando, mas você sabe o que eu quero dizer. É simplesmente horrível. Eu não tempo para enrolação. Você não ouviu? Estou envelhecendo a cada segundo e não estou mais brincando com essa baboseira superficial. Não é saudável e não quero isso na minha vida. Para evoluir e seguir adiante, precisamos nos conectar com as pessoas num nível mais profundo.

Não é tão difícil, você só precisa perguntar "Como você está?", e falar sério, e garantir que tenha um tempo para ouvir a resposta.

PÉROLAS DA JEN

Quando se trata de conversas relevantes, você não tem como errar quando escolhe qualidade em vez de quantidade. Ninguém é entediante se você lhes dá uma chance e está disposta a baixar sua guarda. Se você não sabe bem por onde começar, simplesmente pergunte: "Como você está?". Mas esteja preparada: quando a pessoa disser "estou bem", pergunte outra vez. "Não. Como você está, de verdade?" É aí que o bicho pega.

autocuidado é o que há

Faça de si uma prioridade

Tem se falado muito nos últimos anos sobre autocuidado. Toda vez que eu abro as redes sociais ou o e-mail, sou bombardeada por mais uma chamada em letra maiúscula sobre a importância do autocuidado:

- Mamães, qual é sua rotina de autocuidado?
- Cinquenta formas para *boomers* praticarem o autocuidado!
- Amor-próprio é autocuidado! (Chocante!)
- Atenção, mulheres, o autocuidado para homens agora é moda!
- Mime seu cãozinho com essas ideias fáceis de autocuidado canino!

Autocuidado é, obviamente, um termo da moda incrivelmente clicável, mas o que isso quer dizer, de verdade?

Quando fiz a pergunta "O que você faz como autocuidado?" na minha comunidade on-line, ouvi delas o de sempre: meditação, ioga, corrida, natureza, tratamentos de spa. Até ouvi algumas respostas incomuns, como banhos de espuma, fazer bolos e doces como atividade reconfortante e/ou para passar a raiva, passar algum tempo com amigas, tricotar, assistir à Netflix, tomar vinho. Muitas delas me disseram que veem o autocuidado como um jeito de relaxar após um dia estressante ou uma longa semana. Várias mulheres usam o autocuidado como um momento para se focar unicamente em si mesmas e recarregar as baterias.

"Eu preciso da minha corrida diária", disse Charlotte, de 42 anos. "Eu corro quando está um calor de derreter ou com um frio congelante. Nada me impedirá. Sim, eu corro por causa da saúde, mas nem ligo para os benefícios físicos. O que me interessa são os benefícios mentais. Eu não corro com uma amiga, porque quero ficar sozinha com meus pensamentos. Nessa hora não sou responsável por minha família, meu trabalho, nem nada. É o único tempo 'para mim' que eu tenho na porcaria do dia todo, e protejo esse tempo ferozmente. Meu marido sabe que eu sou uma esposa e mãe muito melhor quando consigo dar minha corridinha, então me apoia totalmente."

Annabelle, 49, é professora. Ela escreveu: "Se eu tive um dia particularmente estressante na sala de aula, passo no mercado no caminho de volta para casa para comprar os ingredientes de que preciso para fazer um bolo. Comer bolo fará com que eu me sinta melhor. Eu podia comprar um bolo, mas me sinto melhor se o fizer. Bater a massa me deixa feliz".

Quando pensei na minha própria rotina de autocuidado, pouquíssimas das ideias que o grupo "Mordidas da meia-idade" sugeriu me atraíam. Sem surpresas nisso, acho. Mas me disseram várias vezes, seja a mídia, minhas amigas, metade das porcarias de memes inspiradores na internet, e até a senhora atendendo no balcão da padaria (quando comprei uma torta com ela pela segunda vez na semana), o quanto o autocuidado é importante quando você está passando por dificuldades. Então eu sabia que precisava pelo menos tentar algumas dessas coisas, não importa o quanto não me soassem atraentes. No mínimo, eu imaginei que testaria algumas das ideias de autocuidado e escreveria a respeito delas, porque nada pode ser mais engraçado do que a ideia de eu tentar dominar a "postura da criança", na ioga, sem soltar um peido, correr sem que haja um assassino em série me perseguindo ou tentar fazer pão sem ficar puta porque tudo o que consegui foi detonar minha cozinha e fazer algo incomível.

Comecei com ioga. Vários anos antes, eu tinha ido a uma aula de ioga com minhas amigas Allison e Meghan. Allison vinha rasgando elogios há meses sobre como a ioga tinha mudado a sua vida. Estávamos numa das minhas poucas atividades favoritas de autocuidado: o *happy hour*.

– Estou mais alta, mais magra, mais centrada – gabou-se ela. – Você iria adorar, Jen.

Eu queria mesmo ser mais alta, mais magra e mais centrada, mas também sou bunda-mole. Essa coisa toda de ioga é incrivelmente intimidadora. Não é só um *hobby*, é uma porcaria de um *estilo de vida*. Existem roupas e acessórios de que você precisa para ser capaz de praticar a arte a sério. Os estúdios de ioga são tipicamente cheios de mulheres perfeitamente penteadas e vestidas tomando suco verde em copos sustentáveis e/ou recicláveis de grife e na moda. Eu não podia simplesmente chegar no estúdio de ioga carregando uma Coca Zero e vestindo a calça "de ioga" da marca própria do Walmart que eu havia usado para dormir na noite anterior. Imaginei os olhares que receberia quando anunciasse que eu não conseguia mais alcançar os dedos do pé. "Eu sei! Que diabos, né? Eu sou baixinha para cacete. Não fica tão longe assim. Mas não consigo forçar meu corpo a se dobrar contra a vontade dele!" Não. Eu não conseguia. E com quem eu ficaria? Eu sou corajosa, mas a ideia de comparecer a uma aula de ioga sozinha me apavorava. Argh. Mas eu queria toda aquela merda de mudança de vida que a Allison estava vendendo! Respirei fundo, liguei para Meghan e a persuadi a ir comigo a uma aula para iniciantes na semana seguinte.

Sem surpresa alguma, não foi muito boa.

Eu entrei mesmo no estúdio ostentando minha calça "de ioga" do Walmart, mas tive o bom senso de deixar minha Coca Zero no carro. A instrutora nos saudou com carinho e nos agradeceu por fazer de nós mesmas uma prioridade. Quando eu confidenciei que estava preocupada se faríamos papel de palhaças, ela me garantiu que estávamos num espaço seguro e que todos eram bem-vindos e não existiam erros no estúdio dela.

E, no entanto, eu consegui cometer muitos erros.

Foi como voltar ao jardim de infância. Primeiro, descobri rapidamente que é uma gafe pisar no tapete de alguém. Na verdade, primeiro eu descobri que é uma gafe perguntar se eu podia *pegar emprestado* o tapete de alguém. Eu não tinha nenhum, e o maridão não ficava contente comigo comprando coisas que eu provavelmente não usaria nunca mais. Assim, naquela mesma semana eu pedi a Allison se podia pegar o tapete dela emprestado.

– Eca! Não, Jen – disse ela, empinando o nariz.

– Mas eu limpo com lencinhos desinfetantes quando tiver terminado – prometi.

– Jen, você sabe o que eu penso sobre lencinhos – disse Allison.

Allison vinha me dando palestrinhas há anos sobre os males dos lenços desinfetantes e como eles prejudicam o meio ambiente, mas eles são tão práticos!

– Está bem. Eu limpo com água sanitária ou com o que você preferir – falei.

– É só levar uma toalha – suspirou Allison. – Por que você precisa complicar tudo, Jen?

– É um dom.

Assim, eu estava com minha toalha de praia enrolada e enfiada debaixo do braço quando pisei no tapete de alguém. Em minha defesa, era o caminho mais direto para onde eu precisava ir e eu só rocei o cantinho do tapete da mulher, mas ela agiu como se eu o tivesse infectado com lepra. Pedi desculpas profusamente, mas o dano já estava feito e agora todo mundo olhava para mim como se eu tivesse sapinho.

Eu me encrenquei ainda mais por conversar demais com Meghan. Quando estou malhando com uma amiga, metade da diversão é conversar com ela. Isso faz o tempo passar mais depressa e me ajuda a não me concentrar demais na dor que estou suportando. Eu não entendo. Esse estúdio oferecia ioga Vinyasa, *power* ioga, ioga quente, ioga pré--natal, ioga aérea e ioga na cadeira, mas não podia oferecer uma aula de ioga em que você possa papear o tempo todo? Eu acho que a dona está deixando passar uma ideia de um milhão de dólares bem aqui.

A única coisa positiva que posso dizer sobre a aula de ioga que fiz foi que eu não soltei nenhum peido nem fiz xixi na calça e que, depois dela, Meghan e eu fomos beber como recompensa por suportar esse pesadelo em particular. Tirando isso, foi deprimente, porque a minha vida não mudou no mesmo instante conforme o prometido, então não vi necessidade de voltar.

Corta para minha mais recente jornada de autocuidado, quando decidi tentar ioga de novo. Foi mais algo por autocuidado como necessidade do que um clima de autocuidado em si. Eu passo a maioria dos meus dias encurvada sobre um computador, lutando com *trolls* da internet, e isso pode causar prejuízo a minhas costas e meus quadris, e toda aquela coisa do "não ser capaz de tocar os dedos dos pés" começou como piada, mas se tornou um problema real. Depois de gastar uma fortuna num quiroprata que não valeu de nada, segui o conselho de uma amiga e comecei a fazer alongamentos suaves de ioga toda manhã e toda noite. Assim que pude tocar os dedos dos pés outra vez, percebi que não odiava ioga: eu só não a amava. Mas como eu não a odiava e podia ver os resultados, pensei que talvez pudesse gastar uma grana num tapete de verdade e tentar alguns movimentos novos. Não se empolgue e fique tipo "Ah, meu Deus, Jen! Isso é, tipo, uma evolução real para você! Estou tão orgulhosa". Não é como se eu frequentasse uma aula regularmente nem nada assim, porque isso exigiria que eu colocasse sutiã e calça, saísse de casa e jogasse conversa fora com os outros sobre o tempo.

Em vez disso, descobri o *Yoga with Adriene*, um canal no YouTube que não me faz sentir idiota. Eu gosto muito de Adriene (olha só eu falando dela como se fôssemos amigas, quando nunca nos vimos) e posso acompanhá-la quando eu quero e pular os vídeos que não quero fazer. É muito arqueamento e alongamento com alguns movimentos mais difíceis misturados para eu ter algo para tentar atingir. Fisicamente, eu me sinto mil vezes melhor. Não sou tão rígida com meus "exercícios" quanto Charlotte, a corredora, mas em alguns dias eu perco meu "tempo só meu", perda da qual meus quadris estão plenamente cientes.

Não posso dizer que a ioga tenha tido algum efeito no meu cérebro, contudo. De fato, durante aqueles 30 minutos, estou tipicamente resolvendo minha lista de tarefas e contando o tempo até eu terminar. Se eu não visse nenhum benefício físico, provavelmente já teria desistido há tempos.

Eu ainda tentava decifrar o que fazer pelo meu cérebro quando me ocorreu que a meditação parecia um complemento natural. Confissão: meditação é um saco para mim, mas meu marido adora. Ele medita toda manhã. Ele diz que, quando termina, sua mente parece organizada e limpa, assim ele se sente preparado para enfrentar o dia.

Há meses eu vinha reclamando que meu cérebro parecia purê de batatas, e o maridão me implorava para tentar meditação, até que finalmente concordei. Nós nos deitamos no piso do quarto e fechamos os olhos, e ele começou a meditação no aplicativo de seu telefone. Os sons de uma floresta tropical hiperativa encheram o quarto.

– É só isso? – perguntei. – Apenas ruídos de floresta tropical? O que é que eu deveria fazer com isso?

– Essa é a introdução – disse o maridão. – Espere só.

A mulher do aplicativo começou a falar, dizendo para que fechássemos os olhos e deixássemos que ela nos guiasse em nossa jornada para a paz, a tranquilidade e a autodescoberta ou alguma merda assim. Na verdade, eu não faço ideia do que ela disse, porque parei de prestar atenção quase na mesma hora. A voz dela me distraiu completamente.

– Que sotaque é esse? – perguntei ao maridão.

– Xiiiu – disse ele.

– É irlandês ou escocês? É meio difícil se concentrar com ela falando, não é?

– Xiu! Preste atenção nela. Ela está dizendo a você o que fazer.

– Ah, espera, não, eu tenho quase certeza de que ela é australiana. O sotaque dela me enganou por um instante – falei.

– Xiu!

Eu me sentei e cutuquei o maridão.

– Ei, quanto tempo isso demora?

O maridão abriu um olho e fez cara feia.

– Jen!

– Bem, é só que eu tenho uma reunião no almoço hoje. Não quero me atrasar.

Ele fechou os olhos e tentou ficar *zen*.

– São oito da manhã, Jen. Você tem tempo de sobra para chegar ao seu almoço.

– Certo. Mas eu preciso tomar banho... e me vestir... e arrumar o cabelo...

O maridão respirou fundo.

– Vai dar tudo certo.

Assumi minha posição de meditação outra vez, os olhos fechados com força, e tentei me concentrar. "Vamos lá, Jen, foque sua mente e medite, sua tonta!"

– Esse som ao fundo são ondas agora? O que aconteceu com a floresta tropical? Isso é irritante, não é?

Curiosidade interessante a meu respeito: o som do mar me dá nos nervos. Eu não acho esse som pacífico e jamais poderia morar perto da praia. Bem, acho que eu poderia, se minha casa fosse à prova de som. Eu gosto de *olhar* para o mar, mas não gosto de *ouvir* o mar. O maridão continuou em silêncio, mas eu podia sentir a irritação irradiando dele em ondas. Argh. Mais ondas.

Ouvi com mais atenção.

– Espera. Não. Não são ondas, é o vento. Hum, o som do vento está te deixando com frio ou sou só eu? Agora talvez eu precise de um cobertor.

O maridão se sentou e perdeu a paciência comigo.

– Meu Deus, cale a boca, Jen, cale a boca e medite logo, porra!

– Tão rabugento – cochichei. – Pensei que essa merda de meditação fosse para deixar você mais calmo. Credo.

Alerta de *spoiler*: essa foi minha primeira e única tentativa de meditação.

Correr também nunca foi muito minha praia. Eu não corro. Eu me arrasto. Eu me reboco. Eu acho que o "barato de correr" é #*fakenews*. Basicamente, se você me vir correndo, é melhor correr também, porque o bicho está pegando. Eu serei a primeira a ser comida no apocalipse zumbi. De nada. Nenhuma quantidade de coerção ou apelos será suficiente para me fazer sequer tentar a corrida como parte da minha jornada de autocuidado.

Todo dia minha amiga Elise posta no Facebook uma captura de tela de seu mapa de corrida. Quando eu olho para os contornos das corridas, tudo o que vejo é comida. Às vezes parece que ela correu uma rosquinha. Às vezes, vejo uma coxa de frango. Uma vez eu vi uma barrinha de chocolate. Quando mostrei ao maridão, ele disse:

– Jen, o bairro dela é uma grade. Isso é só um retângulo.

Não sei, não. Eu vi chocolate.

Minha vizinha, Ingrid, caminha todo dia. Eu sei disso porque toda vez que saio de casa ela está dando uma volta. Nem uma vez Ingrid colocou seu mapa no Facebook e ficou tipo: "Caminhei cinco quilômetros! Uhu! O de hoje está pago!". Minhas amigas corredoras, porém, sempre me avisam que deram uma corridinha enquanto eu ficava sentada, assistindo à Netflix como se isso fosse o meu emprego. Mas eu entendo. Se eu me exercitasse, também anunciaria isso nas redes sociais. Estou me negando carboidratos e açúcar, preciso sentir amor de algum jeito. Curtidas e coraçõezinhos terão que bastar. Ingrid deveria postar seu mapa. Talvez parecesse um pedaço de queijo para mim.

Até aqui, eu dei azar nas sugestões de autocuidado, mas aí lembrei que passar um dia no spa era uma das opções.

Sim! Dia de spa é algo que eu posso apoiar totalmente. Em especial agora que estou mais velha. Eu ficava envergonhada no spa e nunca sabia direito a etiqueta correta para os vários tratamentos. Uma das primeiras vezes que fui receber uma massagem, meu cérebro entrou em curto com todas as perguntas que me ocorreram: eu continuo de calcinha? Faz quanto tempo que eu raspei as pernas? Posso comer as fatias de pepino cobrindo meus olhos?

Conforme envelheci, aprendi a aproveitar o dia no spa, simplesmente ser eu mesma e desfrutar dos mimos. Estive em alguns spas muito bons pelo mundo todo e, não importava onde eu estivesse, o clima no vestiário era sempre o mesmo. Eu vi mulheres de todas as idades, com todos os tipos de corpos, em todo estágio de vestimenta ou nudez, exibindo todo tipo de técnica de cuidados pessoais. Percebi que nenhuma dessas mulheres dava a mínima no spa. Todas naquela sala estavam pagando centenas de dólares para estar ali e iam se divertir do jeito que quisessem, droga. Enquanto isso, eu também havia gastado centenas de dólares para estar ali e ficava num cantinho me preocupando com o fato de que não tinha raspado direito o dedão antes de vir. Que desperdício de energia e dinheiro!

Quando cedi à experiência e abri mão das minhas preocupações, os dias no spa rapidamente se tornaram minha forma preferida de autocuidado. Todo feriado, aniversário, aniversário de casamento, dia da árvore, seja o que for, minha família pergunta:

– O que você quer...

– Dia no spa!

É, dias no spa (ou até horas no spa) podem ser ótimos, mas quem é que consegue pagar para ir mais de uma ou duas vezes no ano?

Tinha de haver outros tipos de autocuidado que eu pudesse experimentar. E dos quais eu fosse gostar.

Tentei pensar no que me fazia sentir bem. Além de chocolate, sal e bebida alcoólica, há ler, escrever e tirar um cochilo.

Quando contei para minha amiga Karen sobre minhas ideias de autocuidado, ela disse:

– Eu entendo comida e bebida, mas ler, escrever e cochilos?

Está de brincadeira comigo? Ler é a melhor coisa! Tem sido minha válvula de escape a vida toda. Dia ruim na escola? Aninhe-se com um livro policial e mate (mentalmente) todos os seus inimigos. Mamãe e papai querem que você limpe seu quarto? Esconda-se no armário e fuja para Nárnia. Sem ninguém para o dia dos namorados (de novo)? Uma boa comédia romântica (ou ficção erótica, se você precisa de algo um pouco mais forte) resolve o problema.

Ler acalma minha mente, relaxa e, bônus, me ajuda a ser uma pessoa melhor. É sério. Tudo o que eu leio me ensina alguma coisa. Não estou me gabando de ler um monte de coisas profundas, mas, se você abrir sua mente, pode aprender todo tipo de coisa, não importa o que esteja lendo. A maioria dos escritores está contando sua própria história e lhe ensinando sobre a vida e a experiência deles. Ler uma variedade de livros e gêneros me ajuda a ter mais empatia e uma mente aberta, o que, admito, nem sempre é fácil.

E embora ler seja ótimo, escrever é ainda melhor para o meu autocuidado. Apesar de nunca ter sido o tipo de pessoa que mantém um diário, sempre fui uma contadora de histórias. Quando era pequena, eu anotava as histórias da minha vida em cadernos de espiral e os escondia no fundo do meu guarda-roupa. Foi só quando cheguei aos 30 e descobri os blogs que levei a sério a escrita como uma forma de autocuidado. Eu tinha muito a dizer, mas sentia que não tinha ninguém para quem dizê-lo. Comecei um blog para anotar meus sentimentos e opiniões, mas nunca imaginei que meu autocuidado seria transformado numa carreira. Isso foi só um golpe de sorte para mim. Agora que escrever é o meu trabalho, às vezes eu me estresso com meu EM-PRE-GO. É por isso que eu ainda escrevo, mas só para mim mesma. Tenho uma tonelada de escritos que ninguém viu e provavelmente nunca verá. Eu desabafo meu tédio, despejo meu coração e meu cérebro na página e me sinto muito melhor em seguida. Sinto-me menos zangada, mais leve e não tão sobrecarregada. Muitas vezes, quando tenho algo importante a dizer para o maridão ou meus filhos, escrevo tudo primeiro, porque para mim é difícil colocar meus pensamentos em ordem de outro modo.

Agora vamos falar sobre minha forma favorita de autocuidado: cochilos. Porque o cochilo é a melhor coisa do mundo. Quando eu estava no ensino médio, meu pai largou seu emprego corporativo para fundar sua própria empresa. Ele trabalhava de casa e toda tarde, por volta da uma hora, ele tirava os sapatos e se deitava no sofá para um cochilo rápido. Ele não dormia muito. Talvez, 30 ou 40 minutos. Nós o provocávamos, perguntando se ele também precisava de uma bolsa de água quente, mas ele não estava nem aí.

– Eu preciso de uma folga! – dizia ele. – Meu cérebro e meu corpo estão cansados e eu vou tirar uns minutinhos.

Ele acordava renovado e pronto para enfrentar o resto de seu dia. Enquanto isso, naquela época, minha mãe era uma dona de casa que fazia tudo pela nossa família. O trabalho dela era 7 dias por semana, 24 horas por dia. Quando não estava cozinhando, limpando ou levando meu irmão e eu de carro pela cidade, ela cozinhava e limpava mais um pouco. Eu nunca vi mamãe tirar um cochilo. Adivinha qual dos meus pais reclama de estresse e qual não?

E não são só os meus pais: minha avó de 95 anos jura que o segredo da sua vida longa e boa saúde pode ser resumido a poucas coisas essenciais. Toque os dedos dos pés, faça uma caminhada, leia a Bíblia e tire um cochilo todo dia. Agora que cheguei na meia-idade, finalmente entendo suas sábias palavras – especialmente a parte do cochilo. Descobri que meu número mágico é uma hora. Quando estou lutando para terminar o serviço ou me sinto sobrecarregada, coloco um despertador no meu celular e me enfio debaixo das cobertas para uma recarga rápida. Trinta minutos não são suficientes – eu acordo ranzinza e irritada porque não tive um "bom" cochilo – e 90 minutos é demais – eu sinto que fui atropelada por um ônibus e não consigo me lembrar nem do meu nome ou em que dia da semana estamos. Se eu cochilo sem querer por 90 minutos, posso muito bem voltar a dormir até amanhã, porque não há como retomar o trabalho depois disso.

Conforme autocuidado virou um termo da moda, ele também gerou uma forte repercussão. Somos famosos por destruir coisas populares. Eu já vi inúmeros artigos chamando o autocuidado de "egoísmo", "mimo" e "luxo". Eu entendo. Nem todos têm dinheiro para aulas diárias de ioga, um dia no spa ou uma viagem com as amigas para as Bahamas. Muitas mulheres sentem que não têm tempo nem para um cochilo todos os dias. Está bem, eu entendo, mas acho que vocês estão erradas. Sempre há tempo para fazer algo relaxante para você mesma. Autocuidado não precisa ser caro, a menos que você queira. A questão aqui são as prioridades e fazer de você mesma uma delas.

Por exemplo: você pode deixar a pia por limpar, não maratonar a nova série da Netflix e ir para a cama mais cedo uma vez por semana. Pode desligar seu telefone por meia hora e dar uma caminhada ou (Deus me livre!) uma corrida. Pode tomar um banho quente de banheira ou uma ducha mais longa. Pode anotar seus pensamentos num caderninho durante seu horário de almoço. Pode baixar um aplicativo de meditação guiada no seu celular ou assistir a vídeos de ioga no YouTube e testar essa merda você mesma em vez de assistir vídeos à toa no TikTok. Pode colocar música para tocar bem alto e rebolar a raba. Pode fechar a porta e ficar sentada no quarto em silêncio, sozinha com seus pensamentos.

Se você é como eu, sua família provavelmente é uma grande causa de estresse na sua vida, mas se você não contar para eles, eles jamais saberão. Você deve pedir ajuda (não gritar que você está literalmente morrendo, perguntando se alguém poderia, por favor, fazer uma porra de uma coisa da sua lista de tarefas). Você deve pedir com gentileza e declarar claramente o que você quer, porque ninguém simplesmente oferecerá por vontade própria. Você deve avisá-los que está fazendo de si mesma uma prioridade para poder ser uma esposa, mãe e filha melhor. Já foi dito um milhão de vezes, mas deixe que eu lhe diga um milhão e uma: nós, mulheres, temos de colocar nossas máscaras de oxigênio primeiro. Se seu ou sua cônjuge ou familiares a amam, então não deveria ser um problema pedir e receber apoio. O marido de Charlotte entende o quanto sua corrida diária é importante para ela e para o relacionamento dos dois, então fica feliz em vê-la porta afora. A família de Allison sabe que as manhãs de sábado são reservadas para a ioga e eles tentam não reclamar quando ela sai por uma hora, mais ou menos. Quando estou exibindo sinais de estresse, o maridão é sempre o primeiro a dizer:

– Acho que você precisa escrever a respeito disso.

Autocuidado não precisa ser caro ou consumir um tempo enorme, mas tem de ser o que você precisa que seja. Claro, não estou defendendo nada ilegal ou prejudicial à sua saúde ou a seus relacionamentos, mas estou afirmando que todo mundo precisa descobrir como se sentir melhor e colocar isso em prática com mais frequência.

PÉROLAS DA JEN

Alerta de *spoiler*: autocuidado é a porra que você quiser que seja. Tome um banho de banheira, faça uma caminhada, leia um livro, afague um cachorro, resolva um crime antigo, pratique artesanato para aliviar a fúria, bote o banheiro abaixo, coma torta, grite numa almofada. Não importa o que você faça, desde que seja legal e a faça se sentir melhor. E lembre-se: não se sinta mal por fazer isso. Você merece!

por que meus olhos são um pé no saco?

Mantenha sua saúde em dia

Eu era uma mulher de meia-idade bem saudável até meus olhos decidirem se rebelar. Quando digo saudável, quero dizer que minha pressão sanguínea era baixa e que eu podia correr uns dois quilômetros se alguém estivesse me perseguindo com uma faca. Eu era tão saudável quanto poderia ser uma mulher com sobrepeso sem diabetes ou sem qualquer outra doença importante. Assim, fiquei mais do que levemente surpresa quando a dor no meu olho me acordou antes do despertador.

– Ai – resmunguei, esfregando o olho. Ele parecia inchado e a dor se intensificou quando coloquei um pouco de pressão em volta da órbita. – Mas que diabos?

Saí apressadamente da cama e fui até o banheiro. Quando acendi a luz, pude ver que havia algo errado com meu olho. Além do inchaço, ele estava bastante vermelho e lacrimejando. A luz causou uma ardência horrível e fez meu olho lacrimejar ainda mais. Coloquei a mão com cuidado por cima do olho para protegê-lo da claridade da lâmpada. Apaguei a luz do teto e tentei dar uma espiada com mais atenção no espelho com a ajuda apenas da luz natural que entrava pela janela do banheiro. Mal tinha amanhecido, a luz não estava forte, mas meu olho ainda estava sensível a ela. Eu pude, no entanto, pelo menos abrir o olho para um exame mais minucioso. Uma vez aberto, doía ainda mais. Cada vez que eu piscava parecia que a parte interna da pálpebra estava coberta com uma lixa. A dor da luz e das piscadas incomodava tanto que eu estava pronta para começar a chorar.

– Está tudo bem? – perguntou o maridão. Ele ainda estava na cama e tentava parecer preocupado, mas eu sabia que ele só queria que eu voltasse a dormir.

– Tem algo errado com meu olho – falei. – Acho que eu preciso ir ao médico ou algo assim.

Três das quatro pessoas na minha família usam óculos, então todos nós visitamos um oftalmologista todo ano. Mas nós visitamos aquele oftalmo que trabalha na ótica do supermercado. Aquele cara é ótimo para dar a receita das nossas lentes, mas será que ele saberia o que fazer com meu olho misterioso? Além disso, era domingo. Eu acho que ele não estaria lá no domingo, e de jeito nenhum eu poderia esperar até segunda. A dor era insuportável.

Usei meu olho bom e pesquisei no Google até encontrar um oftalmologista de plantão que atendesse pacientes particulares. Liguei para o número e deixei uma mensagem explicando meus sintomas. Em poucos minutos, recebi uma ligação em resposta. Respondi algumas perguntas sobre minha saúde em geral e então recebi um horário para atendimento.

Algumas horas depois, eu me encontrava numa sala escura com um médico que examinou meus olhos e perguntou se algo estranho havia acontecido com meus olhos recentemente.

– Estranho? – perguntei, confusa.

– Você se lembra de ter sido cutucada por alguma coisa afiada? – perguntou ele.

– No meu olhou? – falei.

– Isso.

Se isso tivesse acontecido, acho que eu teria começado minha ligação de emergência para o consultório dele com esse detalhe. Não sou de deixar o importante para depois.

– Não – falei.

– Talvez nada afiado, então. Só um golpe no olho – disse ele.

Foi quando eu me lembrei que havia levado meus filhos à piscina dois dias antes. Tivemos uma guerra de pistolas de água e Gomer estava bem competitivo, como meninos de 12 anos têm tendência a ficar. Eu o encurralei num canto e lançava jatos sem dó, mas minha arma ficou sem água. Pedi uma trégua para recarregar, mas, em vez de honrar nosso trato, ele viu uma chance de me emboscar. Ele disparou um jato que me acertou diretamente no olho. O mesmo olho que agora estava pegando fogo.

– Aaah – disse o médico, assentindo. – Eu pensei ter visto um arranhão na sua córnea, mas queria ter certeza. Agora faz sentido. Você está com a córnea arranhada. Pingue este colírio quatro vezes por dia, durante dois ou três dias, até seu olho melhorar, e sua visão voltará ao normal.

Tudo parecia muito simples, muito fácil. Tentei não pensar muito em como o médico parecia incerto quando ao meu diagnóstico apenas alguns minutos antes, mas agora subitamente tinha uma resposta. A córnea arranhada fazia sentido. Era um problema comum, e eu *tinha mesmo* levado um golpe diretamente no olho.

Paguei a conta, peguei meu colírio e fui para casa. Pensei que esse seria o fim do problema. Mal sabia eu que passaria os próximos dois anos e meio tentando descobrir qual, exatamente, era o problema.

De início, meu olho melhorou, exatamente como o médico prometeu. Eu parei com o colírio e, em uma semana, inflamou outra vez; só que dessa vez foi pior, porque em vez de um olho só, agora os dois olhos estavam afetados. Liguei para o médico que havia me diagnosticado e ele me pediu para voltar ao consultório.

– O que você fez nesse olho? – indagou ele.

– Nada – retruquei. – Essa córnea também está arranhada?

Ele examinou meus olhos e aí rolou a cadeira até o computador. Digitou alguma coisa no computador e disse:

– Eu falei que a sua córnea estava arranhada?

– Isso. Duas semanas atrás.

– Hum. Bem, eu estava enganado. Não estava arranhada. Não podia estar. Porque agora você está com um vírus.

– Um vírus? Tipo conjuntivite?

– Exatamente. Você tinha um vírus quando veio da primeira vez, mas a inflamação dificultou a constatação. Eu presumi que fosse uma córnea arranhada, mas é claramente um vírus.

– Como você sabe?

– Porque pulou para o outro olho agora. Você precisa tomar precauções extras. É possível transmitir esse vírus para todos na sua família se você não tomar cuidado.

Ele me mandou para casa com outro colírio e ordens estritas para lavar os lençóis e toalhas diariamente e não dar beijos nem abraços até segunda ordem.

Enquanto pagava outra consulta para ele, ele perguntou:

– Você usa maquiagem?

– É claro – respondi.

– Jogue tudo fora. Os pincéis também.

– Eu tenho centenas de dólares investidos nessa merda – falei.

Ele deu de ombros.

– Você apenas continuará se contaminando.

O colírio funcionou por algumas semanas, mas, quando acordei com os olhos fechados de tão inchados, procurei outro médico.

– Tem certeza de que a córnea não estava arranhada? – perguntou o novo médico.

– Absoluta. Se estivesse aranhada, o fato de eu ter usado esses remédios por um mês agora não a teria curado?

Ele não gostou de ouvir isso. Ele também diagnosticou um vírus. Mas um vírus diferente do primeiro médico.

O terceiro médico passou um pouquinho mais de tempo comigo. A essa altura, meus olhos já estavam fodidos há quase seis meses. Entre a visão constantemente nublada e a sensibilidade à luz, eu não conseguia enxergar nem fazer nada. Estava sempre com dor e minha visão andava tão borrada que eu mal conseguia ler ou digitar. Eu não conseguia fazer quase nada, exceto sentar-me num quarto escuro e chorar. Eu não conseguia um diagnóstico nem um plano de tratamento para minha doença e estava afundando na depressão. E apesar dos remédios terem funcionado no começo, meus olhos já não reagiam a eles. Nada funcionava.

Meu terceiro médico resolveu pedir exames de sangue para ver se eu tinha algum dos suspeitos de sempre nos casos de dano ocular: diabetes, catarata, degeneração macular, glaucoma. E os suspeitos mais incomuns: lúpus, esclerose múltipla, doença de Lyme e outros.

Ele desistiu quando meus exames voltaram normais. Deu de ombros e disse:

– É, eu não sei o que te dizer.

Caralho! Eu tinha só 45 anos e meu corpo já estava se rebelando contra mim e agora três médicos haviam dito algo como: "É uma merda ser velha".

Eu estava no quarto oftalmologista quando tive um lampejo de esperança. Ele examinou meus olhos e descartou um tumor ou qualquer coisa visível. Foi quando ele matutou em voz alta:

– Provavelmente não é sífilis. Com certeza, alguém já testou você para isso.

Ele folheou a pilha de papéis que eu tinha levado comigo.

Eu quase perdi a cabeça. "Sífilis, caralho? É sério isso? Essa é a sua ideia brilhante?" Mas prendi a respiração enquanto ele lia meu histórico. Por mais que eu quisesse um diagnóstico, sífilis, definitivamente, definitivamente mesmo, não era o diagnóstico que eu esperava.

– Não. Você testou negativo para isso.

"Ufa. Graças a Deus."

– Bem, parece que é uma uveíte padrão – disse ele, dando de ombros.

Eu estava habituada ao dar de ombros, mas "uveíte" era uma palavra nova para mim.

– Espere aí. O que é isso? – perguntei.

– Uveíte? É só uma inflamação nos olhos. Geralmente é causada por artrite reumatoide.

– Artrite? – perguntei. Artrite não é uma doença de velho? Minhas avós tinham artrite. – Eu não tenho artrite.

– Bem, talvez não nas mãos e nos joelhos, mas pense nisso como se você tivesse artrite nos olhos.

Mas que porra de doença de velha era essa? Minhas avós tinham inflamação nas juntas, não nos olhos, caralho! "Deixe para lá, Jen. Foco no positivo. Ele sabe qual é o seu problema. Vamos resolver!"

– Você pode resolver isso? – perguntei, esperançosa.

Ele balançou a cabeça negativamente.

– Não. Você precisa de um especialista.

Isso soava caro. Eu já havia gastado centenas de dólares em consultas e receitas de que não precisava. E não conseguia perdoar nem esquecer do primeiro médico que estava convencido de que eu tinha algum vírus raro que ficava "pulando de olho" e por isso precisava jogar fora todas as minhas maquiagens e pincéis. Ainda estou fula com aquele cara, porque minha sombra preferida foi descartada antes que eu pudesse substituí-la.

Quando eu contei ao maridão o que o médico tinha dito, ele imediatamente vasculhou a internet.

– Existem apenas alguns médicos que podem tratar você. Eu fiz toda a pesquisa e acho que você deveria tentar o doutor Mason primeiro.

Dali a poucos dias, o maridão e eu estávamos sentados na sala de espera do consultório do doutor Mason. Eu tinha uma pasta de papel pardo com uns seis centímetros de espessura no colo. Ela continha todos os meus históricos médicos, cada anotação que eu fiz depois das minhas consultas, uma lista de todos os remédios que eu havia tomado e uma linha do tempo detalhada com todas as minhas pioras.

Eu estava preparada para entregar a pasta quando a enfermeira me passou uma pilha de papéis tão grossa quanto minha pasta.

– Eles lhe avisaram que essa consulta leva três horas? – perguntou ela.

Anuí. Todos os médicos até ali haviam passado talvez 20 minutos comigo, então fiquei surpresa que o dr. Mason precisasse de tanto tempo.

– Por que é tão longa? – perguntei.

– Bem, primeiro você precisa preencher toda essa papelada. É um histórico familiar detalhado, entre outras coisas. E aí o dr. Mason revisará isso tudo com você e fará mais perguntas. E aí só o exame levará uma hora, no mínimo. Você precisa de caneta?

Entreguei a papelada ao maridão, porque eu não conseguia enxergar o bastante para preencher. Ele leu as perguntas em voz alta.

– Você ou alguém da sua família já foi mordido por uma cascavel? – perguntou ele.

– Eles estão perguntando isso? – indaguei, chocada.

Ele riu.

– Não, mas quase. Ele quer saber se os seus pais, seus avós ou bisavós tiveram hipertensão. Quer saber se você pratica caminhadas em florestas ou tem algum *hobby* incomum, como colher cogumelos selvagens ou frutas silvestres. Quer saber se nós temos um casamento aberto!

– O teste de sífilis deu negativo – falei. – Ele já pode excluir essa possibilidade.

Na minha vida toda, eu nunca preenchi um questionário de histórico médico como o do dr. Mason. Depois de responder a todas as perguntas, entregamos a papelada e esperamos meu nome ser chamado.

Fui finalmente conduzida para um consultório na penumbra. Ferramentas e lentes lotavam a mesa. Cartazes detalhando a anatomia do olho pendiam das paredes. E um homem pequeno e rotundo estava sentado num banquinho no meio da sala. Ele estava repassando meus papéis e nem levantou a cabeça quando entrei. Continuou a ler em silêncio e às vezes pedia esclarecimentos em algumas de minhas respostas.

– Por que tantos médicos acharam que era um arranhão na córnea? – perguntou ele.

– Não sei – falei. – Eu fui atingida no olho com água.

– Não, isso não causa arranhões – disse o dr. Mason. – Isso foi uma coincidência.

– Porque eles eram preguiçosos – disse o maridão. Ele estava cansado e de saco cheio de eu estar cansada e de saco cheio e não estava nem um pouco impressionado com qualquer um dos médicos que havíamos visto até então.

– Hum – disse o dr. Mason. Ele largou os papéis e se virou para mim. – Certo, vamos ver o que está acontecendo.

Pelas duas horas seguintes, ele fez testes e tirou medidas dos meus olhos. A certa altura, ele literalmente desenhou uma imagem dos meus globos oculares em folhinhas de Post-it e acrescentou-as ao meu histórico oficial. Ele bateu palmas e disse:

– Certo, certo, certo. Quero ver você de novo daqui a três dias.

– Espere aí. Você sabe o que há de errado com ela? – perguntou o maridão.

– É claro – disse o dr. Mason.

– Você pode dar um jeito em mim? – perguntei.

O dr. Mason deu tapinhas na minha mão e disse:

– É isso o que eu faço, meu bem.

Agora eu sei que, no começo, o dr. Mason pensou que eu seria um caso bem simples. Eu era jovem – sua paciente mais jovem, certamente – e não tinha nenhuma condição médica subjacente que causasse essa inflamação nos olhos. Ele tinha certeza de que, com os cuidados certos, eu estaria curada rapidinho.

Não foi tão fácil assim. A certo ponto, eu visitava seu consultório duas vezes por semana para consultas de duas a três horas.

Eu entrei para um grupo de apoio on-line só para ter certeza de que estávamos fazendo tudo o que podíamos, e foi devastador ver quantas pessoas no grupo não puderam manter seus empregos. Era um círculo vicioso: elas não podiam se afastar do trabalho para as longas consultas médicas de que precisavam, mas, se não se tratassem, ficariam cegas e não poderiam mais trabalhar.

Eu tive sorte, porque o dr. Mason havia melhorado meus olhos o suficiente para eu poder dirigir. Eu também conseguia usar meu notebook se aumentasse bastante a fonte. Assim, enquanto ele consultava outros médicos ou esperava pelos resultados dos testes, eu podia trabalhar.

Em dado momento, o dr. Mason fez parceria com um reumatologista, o dr. Klein. Foi aí que as coisas começaram a mudar de verdade para mim, e eu comecei a melhorar e ter menos recaídas.

O dr. Klein não passava nem de longe tanto tempo comigo quanto o dr. Mason, mas também era um médico muito atencioso que se importava realmente com seus pacientes. Certo dia, eu estava no consultório do dr. Klein e perguntei sobre a medicação que estava tomando.

– Está funcionando, mas acho que está deixando meu cérebro confuso – falei.

O dr. Klein chacoalhou a cabeça.

– Não, esse não é um efeito colateral. São só o seu fígado e o seu sistema imunológico que são afetados.

– Mas eu estou com dificuldade para me focar e me concentrar. E tudo começou mais ou menos na mesma época que a medicação.

O médico olhou para o meu histórico.

– É, assim como a sua perimenopausa.

– Oi?

– Você provavelmente está na perimenopausa. Você tem os sintomas clássicos. Dores musculares, ganho de peso, perda de memória, dificuldade para se concentrar, secura vaginal, incontinência.

– Você sabe que eu tenho todos esses sintomas? – perguntei.

– O dr. Mason faz anotações detalhadas.

– Claro – falei, assentindo.

– Você está fazendo alguma coisa para combater esses sintomas? – perguntou ele.

– Você quer dizer, além de gritar para o vazio? – perguntei.

Ele riu.

– Sim, além disso.

– Bem, nos últimos dois anos eu andei bem focada em não ficar cega, então os hormônios em fúria tiveram que ficar em segundo plano enquanto o estresse esmagador ficava em primeiro.

– Está tudo relacionado, na verdade. E existem terapias que eu poderia recomendar. Ou, se você preferir uma abordagem mais natural, podemos conversar a respeito também.

– Sim, obrigada – falei, um tanto envergonhada por meu oftalmologista e meu reumatologista saberem mais sobre meus problemas femininos do que meu ginecologista.

Mas aí eu passei de envergonhada para zangada. Eu estava zangada porque nem meu clínico geral, nem meu ginecologista tinham passado sequer metade do tempo que meu oftalmologista e meu reumatologista tinham passado falando comigo sobre perimenopausa e menopausa. Eu não sei se essa é a diferença entre médicos que fazem o primeiro atendimento e os especialistas, ou se essa é a diferença entre médicos ruins e médicos bons.

Tudo o que sei é que eu também era parte do problema. Quando estava lidando com a perimenopausa, deixei que a opinião de um médico sobre terapia influenciasse minha decisão. Quando meu ginecologista disse que não havia muito a se fazer para me tratar, eu me resignei a viver com um corpo que passava por mudanças transformadoras pelos próximos 5 a 15 anos e a lidar com isso. Eu não saí em busca de uma segunda opinião. Eu não pedi conselhos a amigas e parentes. Eu não entrei para um grupo on-line para aprender mais sobre meus males. Eu apenas disse: "Ah, merda. Acho que essa é a minha vida agora".

Quando comecei a ficar cega, porém, eu não falei: "Ah, merda, acho que sou cega agora". Não! Eu tive que lutar pelo meu atendimento. Procurei diversos médicos, e a cada vez que fiquei insatisfeita com as respostas que estava recebendo, encontrei outro médico e depois outro médico. Eu entrei para grupos de apoio e li tudo que consegui encontrar sobre minha doença. Eu estava preparada para não parar até encontrar alguém que pudesse me ajudar.

Estou curada?

Não.

Eu consigo enxergar?

Sim.

Ainda estou tomando remédios que controlam a inflamação, mas, somando-se a isso, tive de fazer várias mudanças em meu estilo de vida. Fui forçada a reduzir minha carga de trabalho e gerenciar melhor meu estresse, faço ioga todos os dias (mas não meditação, porque foda-se a meditação) e alterei minha dieta, porque, como o dr. Klein disse, "está tudo relacionado".

Ainda não sabemos o que fez com que isso acontecesse comigo, mas tenho certeza de que está relacionado com o fato de que, por anos, eu nunca fiz de mim e minha saúde uma prioridade. Como mulheres, nós tendemos a fazer isso. Mas também precisamos colocar parte da responsabilidade em nossos médicos. Muitas vezes adiamos nossas visitas médicas anuais e, quando finalmente vamos, nossas queixas são ignoradas ou respondidas com palavras vazias: "Vai melhorar", "Isso é coisa da sua cabeça", "Se você emagrecer, isso passa". Temos que insistir e exigir cuidados melhores ou precisamos encontrar outros médicos que nos escutem.

Se os médicos não estão distribuindo tapinhas nas costas e baboseiras, somos caladas com remédios. Deixe-me ser bem clara aqui, eu não sou contra remédios. Acho que as medicações melhoraram a vida das pessoas e sou uma grande fã da medicina. Estou falando de médicos que prescrevem as medicações erradas ou em doses excessivas. Por exemplo, quando homens e mulheres reclamam de dor, as mulheres recebem prescrição de sedativos e os homens, de analgésicos. Meu amigo Craig passou por uma vasectomia no mês passado. Depois de um procedimento de 30 minutos, mandaram-no para casa com uma receita de Oxicodona para a dor. Minha amiga Selena teve um bebê na mesma semana. Seu médico recomendou uma bolsa de gelo e Tylenol. Por sua vez, praticamente toda mulher que reclama, mesmo que vagamente, de ansiedade tem uma tonelada de Alprazolam na bolsa. Mais uma vez: Alprazolam é uma dádiva para muita gente e eu fico felicíssima que possa ajudar essas pessoas; a parte ruim, no entanto, é que muita gente recebeu uma receita sem de fato precisar.

Tudo isso para dizer: confie em si mesma. Você conhece seu corpo melhor do que ninguém. Você sabe quando algo não está certo e quando algo não está funcionando. Conforme envelhecemos, cada vez mais coisas vão para o brejo, e nós precisamos ser assertivas com nossos profissionais de saúde. Você não é um incômodo para eles, não é um pé no saco, não é uma reclamona, não é uma sabe-tudo. Você é uma mulher que merece ser ouvida e ter suas enfermidades levadas a sério.

Quando reclamei sobre meu tratamento inicial para uma boa amiga que é uma médica aposentada, ela me disse que na faculdade de medicina ela aprendeu a expressão "Quando você ouvir cascos, não ache que é uma zebra".

– Todo mundo acha que é uma zebra, Jen – disse ela.

Você pode não ser uma zebra, mas também não é uma égua velha e estúpida, e se o seu médico não consegue ou não está disposto a lhe ouvir e lhe ajudar a lidar com suas enfermidades, então ele que se foda. Encontre outro médico. Você vale a pena.

PÉROLAS DA JEN

Ninguém mais lutará por você, por isso você precisa falar quando sabe que algo está errado. Nunca duvide de si mesma. Confie no seu instinto. Não tenha medo de romper com médicos – existem literalmente um milhão deles por aí. E saiba que, às vezes, você é uma maldita de uma zebra.

só eu faço tudo, porra

Peça ajuda

Estávamos com a viagem para Orlando planejada há meses quando recebemos a notícia de que meu avô tinha falecido. Ele estava muito doente fazia um tempo, então não foi um choque; ainda assim, foi imensamente triste para todos nós. O funeral foi marcado para a manhã em que pretendíamos partir para a Flórida.

Eu fiz as contas e, se tirássemos as crianças da escola um dia antes do que havíamos planejado e dirigíssemos três horas até Omaha na noite anterior, poderíamos comparecer ao funeral de manhã e ao almoço de família que viria em seguida, dar meia-volta e retornar para o aeroporto de Kansas City, chegando lá bem a tempo de pegar nosso voo naquela noite.

Isso significava sair de viagem um dia antes do planejado. Portanto, em vez de fazer meu trabalho de verdade, passei o dia cumprindo minha lista de tarefas gigantesca para deixar todo mundo pronto para sair. Precisei dar alguns telefonemas porque as crianças perderiam aulas, consultas no dentista e treinos de basquete. Um tempo ruim se aproximava e nós precisávamos estar na estrada assim que a escola liberasse as crianças, o que queria dizer que eu teria de fazer as minhas malas e a das crianças. Eu já tinha lavado toda a roupa naquela semana e dito a elas que não guardassem nada que pretendiam levar na viagem. Desencavei as malas do sótão e as preenchi com os shorts, camisetas e maiôs que elas tinham deixado sem guardar. Encontrei as *necessaires* dos dois no banheiro e as joguei nas malas, junto com mais algumas calcinhas e cuecas para cada um, porque eu finalmente aprendi que, quando você é uma mulher de certa idade, viajar com roupas de baixo "suficientes" não é um bom plano. Lembrei de pegar os óculos de natação de Adolpha para a piscina e o moletom favorito de Gomer. Acrescentei os carregadores de celular, livros para ler no carro e no avião, petiscos e mais algumas roupas de baixo de emergência. Isso serviria para Orlando, onde o clima estaria quente, mas o clima em Omaha estaria congelando: -10 ºC. E o funeral seria a céu aberto.

Gomer usa shorts todo dia, independentemente do clima. Serei honesta aqui, eu desisti de convencê-lo do contrário quando ele estava no quinto ano. Calculei que existem coisas mais importantes a respeito das quais brigar com ele do que shorts, quando tudo o que ele está fazendo é ir do meu carro para a escola ou do meu carro para dentro de uma loja. Mas ficar em campo aberto, sob temperaturas árticas, para uma cerimônia de 45 minutos ao lado de um túmulo não era a ocasião para shorts. Mandei uma mensagem de texto para ele.

EU: Onde você guarda suas calças?
GOMER: Calças?
EU: É, calças. Coisas compridas que cobrem as suas pernas.
GOMER: Na prateleira do guarda-roupa.

Fui até a prateleira e encontrei duas calças solitárias de moletom.

EU: Isso são moletons.
GOMER: São calças de treino.
EU: Que seja. Você não pode vestir isso para um funeral. Não tem nenhuma calça de verdade?
GOMER: Não. Você parou de comprar calças no quinto ano, porque eu parei de usá-las.
EU: Certo. Eu vou dar um jeito.

Chequei o armário de Adolpha. Ela veste calças, mas elas são de ioga. Ela tinha alguns vestidos, mas eram todos vestidos de verão com alcinhas. Mandei uma mensagem de texto para ela.

EU: Você tem alguma roupa de funeral?
ADOLPHA: Que tipo de roupa?
EU: Você tem alguma coisa em preto? Alguma calça?
ADOLPHA: Tenho *leggings*. Elas são pretas.
EU: Nenhuma calça social ou algo assim?
ADOLPHA: Que língua você está falando? O que é isso?

Argh.

Adolpha só tinha *leggings* e jeans com buracos gigantes nos joelhos. Nenhuma opção era apropriada para um funeral, nem para uma paisagem glacial.

Depois que terminei de embalar as coisas de todo mundo para Orlando, fui até a loja para tentar achar roupas apropriadas para meus filhos vestirem num funeral abaixo de zero. Tudo o que posso dizer é que, por sorte, eu estava comprando para o lado da minha família paterna. Eles têm padrões bem mais baixos e são muito mais difíceis de se ofender do que o lado da minha mãe. Diabos, Gomer e Adolpha provavelmente podiam comparecer de calças de treino e *leggings* e a única pessoa que me julgaria seria a minha mãe. Adolpha não foi muito difícil, mas eu tive que adivinhar o tamanho de calça que Gomer usava. Acabei voltando para casa com três calças diferentes e a ideia de que ele as experimentasse e, quando voltássemos de Orlando, eu devolveria as que não servissem, porque eu adoraria voltar à loja!

Conforme preparava cada mala, eu as colocava no hall de entrada para o maridão colocar na minivan. Eu estava preparando uma mochila cheia de casacos, luvas, gorros e cachecóis para todos quando o maridão reclamou:

– Outra mala? Você leva tanta merda! Por que você sempre leva tantas malas?

Eu contei até dez e tentei controlar minha raiva. Essa é a briga que temos toda vez que viajamos para algum lugar. Toda vez que viajamos, ele reclama de quanta "merda" eu levo. Mas eu não vejo isso como um excesso de merda, digo, malas. Eu vejo como levar todas as coisas de que eu preciso e todas as coisas de que as crianças precisam e até algumas das coisas de que ele pode precisar também, caralho. O maridão leva uns 15 minutos para preparar uma mala de mão minúscula e aí se gaba de como está levando pouquíssima coisa.

– Por que você não pode ser mais como eu?

Ah, sei lá, talvez por que eu goste de vestir roupas limpas todos os dias? É, não importa quantos dias ficamos longe, o maridão usa a "roupa boa" no avião e aí traz uma calça ou bermuda a mais (dependendo do clima no nosso destino) e duas camisas. A única coisa limpa todos os dias no corpo dele é sua roupa de baixo.

Eu não faço isso. Especialmente se estou indo a um lugar quente como a Flórida. A última coisa que eu quero fazer é colocar o mesmo par de calças que sujei no dia anterior com minha virilha de pântano. E não importa o quanto eu tome cuidado, toda camisa sofre um derramamento ou uma quantidade inaceitável de suor. No final do dia, minhas meias fedem e precisam ser aposentadas. Diabos, até meus sutiãs são de uso único.

E nem vou falar dos artigos de toalete dele! Ele joga uma escova de dentes na mala e pega a pasta emprestada comigo. Ele usa o sabonete e o shampoo do hotel e é aquele bicho raro que nunca fede nem sua, então ele nem *tem* desodorante. Eu levo os meus shampoos (do tipo que destaca os cachos e do tipo roxinho), condicionador e sabonete, porque aquele negócio do hotel acaba com a minha pele delicada e com meu cabelo. Eu tenho três cremes faciais que uso diariamente. Tenho um *babyliss* e um secador de cabelo (não gosto do secador do hotel, ele não seca meu cabelo rápido o bastante). Levo desodorante, talco, lâmina de barbear, cotonetes, fita dental, pinças, cortador de unha e curativos. Não posso esquecer meus remédios controlados, além do anti-inflamatório, antiácido e anti-histamínico. E, finalmente, levo um balde de maquiagem e materiais relacionados, porque é preciso uma montanha de maquiagem para ficar com essa porra desse visual "natural".

Ele caçoa de mim, mas adivinha quem mais usa meu cortador de unha e as pinças? Adivinha quem precisa de um curativo quando fica com bolhas no calcanhar porque não trouxe vários sapatos? Quem pega emprestado minha "gosma de cabelo" porque esqueceu a dele na pia do banheiro? Aquele arrombado.

Quando ele reclamou de toda a minha "merda" dessa vez, eu dei um basta. Meu avô estava morto. Minha família estava de luto. Eu queria me despedir do meu avô da maneira adequada e apoiar minha avó. Eu estava superando vários obstáculos para tentar fazer tudo funcionar, para deixar todo mundo feliz. Perderíamos milhares de dólares se cancelássemos as férias. Meu pai tinha inclusive mudado o dia do funeral para acomodar nosso cronograma. Minhas tias, tios e primos tinham feito seus planos em torno do nosso. As crianças iam perder aulas e precisariam fazer deveres durante as férias. Eu estava sacrificando meu precioso tempo de escrita para enfiar toda essa "merda" dentro das malas. Eu havia calculado a logística para estarmos em dois lugares ao mesmo tempo e colocarmos todas as nossas roupas "de funeral" numa bolsa só para não desempacotar o carro todo em Omaha. Eu havia conferido o clima e já tinha morado em Nebraska, então sabia que estaria um gelo no funeral e agora ele estava me azucrinando porque eu tinha uma merda de uma mochila de gorros e luvas para que a minha família não tivesse queimaduras de frio? Em silêncio, tirei de lá o gorro e as luvas dele e as enfiei de volta no armário, porque foda-se ele.

Eu fiz tudo para nos preparar para essa viagem e ele tinha apenas um trabalho: carregar a porra do carro, e ele não conseguia fazer nem isso sem comentários.

Eu tive de fazer todas as malas e correr atrás de calças por minha conta porque, naquela manhã, o maridão anunciou que tinha uma reunião muito importante que não podia ser adiada, então eu estava por minha conta para fazer tudo. Francamente, às vezes eu até prefiro assim, porque ele é uma merda quando se trata desse tipo de coisa. Ainda assim, aquilo me aborreceu. Aparentemente, meu trabalho não era importante. Não era importante para ele que eu de fato sou paga pelo que eu faço, que eu me imponho um cronograma diário para produzir um número específico de palavras, para cumprir meu prazo previsto em contrato. Não era importante para ele que eu dedicaria o dia inteiro fazendo todas essas coisas, em vez de escrever para não atrasar meu trabalho.

Nada disso fazia diferença para ele. A única coisa que interessava era que ele era muito importante e precisava ir a essa reunião. Está bem. Tanto faz. Vá.

Eu fiquei tão furiosa com ele e a situação em que ele me colocou que também quase botei fogo na casa. (Eu o culpo por isso também.)

Quando ele me deixou em casa para fazer as malas, em algum ponto eu decidi que era uma boa ideia limpar o fogão.

É, eu também não sei por que pensei isso. Vou botar a culpa no luto e no estresse. Essas duas emoções causam coisas estranhas nas pessoas. Mas, enfim, eu me encontrava na cozinha e podia ver que o forno estava um desastre. Eu sabia que Adolpha havia cozinhado algo na noite anterior, mas não fazia ideia do que tinha sido. O forno imundo estava me deixando inquieta. Eu não sou alguém que precisa da casa limpa antes de viajar. Não sou nem o tipo de pessoa que precisa estar com a louça lavada antes de ir dormir. Sempre tem alguma coisa de molho na pia. Mas aquele forno estava me deixando doida. Toda vez que eu passava pela cozinha, podia ver como estava sujo. Foi quando tive a genial ideia de ativar a opção de autolimpeza. Ela sempre deixa a casa fedida, mas, se eu fizesse isso agora, estaríamos fora durante o pior período da limpeza. Eu podia me enfiar no quarto e fazer minha mala enquanto o forno empesteava a casa. Nós viajaríamos e a casa estaria arejada quando voltássemos. Era genial, na verdade.

Apertei o botão e o fogão começou a funcionar enquanto eu me recolhia para o quarto para terminar as malas. Cerca de uma hora depois, fui até a cozinha para pegar uma bebida. Foi quando eu vi as chamas.

Chamas altas dançavam dentro do meu forno! Eu me dei conta de que Adolpha tinha feito bacon na noite anterior e havia derramado gordura para todo lado. Era por isso que o forno parecia tão imundo! Fiquei paralisada enquanto assistia às chamas ficarem mais altas e mais intensas.

Tudo em que eu podia pensar era: "Minha casa pegará fogo porque todo mundo na minha família é um babaca e um folgado!".

Mas por que eu estava fazendo tudo? Meus filhos não eram mais bebês, meu marido tinha braços e pernas funcionando, então por que caralhos eu estava fazendo tudo? Eram eles, ou era eu? Provavelmente eu, porque, honestamente, eu odeio o jeito como eles fazem as coisas.

Ninguém carrega a lava-louças direito. O maridão sempre compra cereais da marca errada. Adolpha não dobra suas roupas limpas, só enfia tudo nas gavetas. Quando Gomer faz o jantar, sai queimado ou cru. Isso lhe soa familiar? Agora, escute só: quem liga como é que foi feito? Fique feliz que foi feito! Tem cereal na despensa, a roupa está guardada e eu não tive que planejar o jantar.

"Certo", pensei. "Está claro que eu preciso abrir mão de algumas das minhas dificuldades com controle, porque meu forno está pegando fogo. Daqui por diante, todo mundo fará suas próprias merdas e eu vou me forçar a simplesmente viver com o jeito como eles fazem. Se Gomer quiser usar bermudas num funeral, vou permitir. Não vai arruinar nossas férias se Adolpha esquecer seus óculos de natação. Da próxima vez que o maridão precisar de um curativo para suas bolhas, ele pode sobreviver com o dodói no pezinho. Para mim chega de fazer tudo!"

E aí eu fiquei meio: "Que ótimo que você teve essa sacada, Jen, e você está acessando seu poder de delegar e toda essa coisa boa, mas ainda tem um incêndio no seu forno!".

– Ai meu Deus, ai meu Deus! – gritei. – O que é que eu faço? O que é que eu faço?

Tentei me lembrar das minhas aulas de economia doméstica no sétimo ano, quando nos ensinaram como apagar incêndios causados por gordura.

– Eu jogo farinha ou jogo água? Qual dos dois piora as coisas? Ou eu devia sufocar as chamas? Caralho! Por que eu consigo lembrar de *Donde esta la biblioteca?*, mas não lembro como apagar um incêndio de gordura?

Resolvi que farinha parecia vagamente familiar, então devia ser a opção correta. Apanhei um saco de farinha e parei antes de tentar abrir a porta porque tudo em que eu podia pensar era aquela cena do filme *Cortina de fogo*, em que uma porta se abria e o fogo se espalhava para fora de lá. Pelo menos ele estava, naquele momento, contido dentro do forno. E se eu abrisse a porta e ele se espalhasse para fora? "Se bem que seria bacana uma cozinha nova", pensei. "Um incêndio se espalhando podia ser a resposta às minhas preces... Não! Foco, Jen!"

Decidi que não podia arriscar que o incêndio se espalhasse para fora de lá e que jogar farinha no inferno de chamas dentro do meu forno só faria uma bagunça ainda maior do que o fogo, então guardei de novo o saco na despensa. Enquanto isso, o fogo ainda ardia. Cogitei desligar o forno. Argh. Mas ainda não estava limpo. Não importava o preço, eu ainda queria um forno limpo. Estava paralisada pela indecisão. "Quando foi que eu fiquei burra assim?", perguntei-me. Eu fiquei furiosa no mesmo instante pelo maridão não estar ali. Tinha certeza de que ele saberia o que fazer ou, no mínimo, eu poderia correr lá para fora em segurança enquanto ele abria o forno e o fogo se espalhava sobre ele.

– Será que eu devia ligar para o 193? – perguntei para a cozinha deserta. Tornei a olhar para as chamas. Digo, eram grandes para o interior de um forno, mas será que eram grandes o bastante para merecer o 193? Eu queria mesmo uns bombeiros bonitões entrando na minha casa e rindo de mim por pensar que o meu pequeno incêndio de gordura era uma emergência real? Eu não queria que bombeiros bonitões rissem de mim!

De súbito, eu soube para quem deveria ligar. Agarrei meu telefone e disquei.

– Oi, Jen, estou no carro e a vovó está comigo – atendeu minha mãe. Ela sempre me avisa quando estou no viva-voz e a vovó está no carro com ela, assim eu controlo meus palavrões.

Apesar de estar em pânico, consegui manter a censura livre.

– Mãe! A por... caria do meu forno está pegando fogo! Está pegando fogo! Isso é normal, droga? É normal o forno da gente pegar fogo?

– Seu forno está pegando fogo? Como? O que você estava preparando?

– Eu não estava cozinhando. Estava limpando o forno. Liguei a opção de autolimpeza e agora ele está pegando fogo! Isso é normal, é?

– É normal se você nunca limpa o forno! – disse mamãe.

– Eu nunca uso a opção de autolimpeza – disse a vovó. – Você só precisa de um pouquinho de bicarbonato e vinagre branco.

– Pare de me dizer como limpar a porcaria do forno! Diga como eu posso apagar o fogo!

Tanto a mamãe como a vovó começaram a rir.

Ouvi-las rindo me deixou fula. Pelo menos bombeiros bonitões rindo de mim ainda seriam bonitos de se olhar! Essas duas doidas estavam desperdiçando meu tempo e meu forno ainda estava pegando fogo. E, sim, olhando para trás agora, eu posso totalmente ver a ironia de ligar para as duas matriarcas da família em busca de conselhos depois de reclamar que as mulheres fazem tudo. Mas havia um incêndio e eu sabia que essas duas resolviam qualquer parada.

– Mãe! Eu estou falando sério. O incêndio! Está... – Olhei para o forno e pude ver que as chamas estavam arrefecendo. – Ah, espere aí. O fogo está se apagando sozinho.

– Sim, não tem muito oxigênio por lá, então assim que as migalhas e as coisas terminam de queimar, ele deve se apagar sozinho – disse mamãe.

Observei as chamas se apagarem por completo e soltei um imenso suspiro de alívio.

– Acabou – falei. – O fogo apagou.

– Certo, muito bom – disse mamãe. – Você viu que horas são? Vocês precisam pegar a estrada daqui a uma hora e você não tem tempo para a sua cozinha pegar fogo hoje.

– Nenhuma de nós tem tempo – disse vovó.

E não é verdade?

PÉROLAS DA JEN

Pare de fazer tudo sozinha e delegue. Não será bonito, e não sairá perfeito, mas o mundo não acabará e a sua cozinha não pegará fogo. Mas se o seu forno pegar fogo, uma busca rápida na internet me disse que farinha não é a melhor opção. Fermento em pó, bicarbonato de sódio ou um extintor de incêndio provavelmente são uma saída melhor. Então talvez vá em frente e compre um extintor agora mesmo. Melhor ainda, mande outra pessoa até a loja para comprar o extintor de incêndio. Você está ocupada, caralho.

na próxima encarnação, nada de homens

Já comentei que relacionamentos dão trabalho?
(Vide capítulo anterior)

Alguns anos atrás, o maridão e eu tínhamos saído para almoçar juntos, só nós dois. Nós não temos "noites de namoro" com frequência; almoços são mais a nossa cara. Provavelmente deveria ser romântico ou algo assim, e eu deveria estar animadinha e pensando em nós dois voltando para nossa casa vazia e dando uma rapidinha no hall de entrada antes das crianças voltarem da escola. Mas essa era a última coisa em que eu estava pensando. Em vez disso, eu observava meu marido comer. Observava enquanto ele misturava toda a comida em seu prato numa bagunça gelatinosa e enfiava tudo naquela boca molhada, e tudo em que eu conseguia pensar era: "Na próxima encarnação, nada de homens".

Tentei me lembrar dos dias em que me sentar à mesa em frente dele fazia meu estômago revirar e meu coração perder o ritmo. Tentei me lembrar de quando ele era romântico e engraçado e se esforçava para me conquistar. Tentei me lembrar de quando suas peculiaridades eram bonitinhas; em vez disso, lembrei-me daquela manhã, quando assisti enquanto ele escovava os dentes. Ele é uma bagunça dos infernos quando escova os dentes. Baba, com a espuma da pasta de dentes pingando no queixo, cospe por todo o espelho e a pia. Mas a pior parte é que ele tenta conversar comigo. Ele usa uma escova elétrica, então entre a boca cheia de espuma e o zumbido da escova, eu não consigo ouvir merda nenhuma.

– Ãhn, Zen – disse ele. (Isso quer dizer "Ei, Jen" para vocês que não falam a língua da escova de dentes.) – Ofê euma olhaa naf ardaf ondmm?

Um naco de pasta de dente saiu voando de sua boca e aterrissou solidamente no espelho, deslizando lentamente pela superfície.

– Mas que droga – falei –, as meninas da limpeza vieram aqui ontem!

– Defgulp – resmungou ele, cuspindo na pia.

– O que é tão importante que você não pode esperar até terminar de escovar os dentes?

Ele tentou limpar o espelho com um pedaço de papel higiênico, mas só espalhou a mancha e deixou farelinhos de papel grudados no espelho. Tentei não microgerenciar sua tentativa de limpeza, mas era quase impossível.

– Eu queria saber se você deu uma olhada nas cartas ontem – disse ele.

Era isso o que ele queria me perguntar? Ele emporcalhou a pia toda com seu cuspe mentolado para poder descobrir se as cartas estavam na bancada?

"Na próxima encarnação, nada de homens."

Às vezes eu me ressinto do meu marido. Às vezes, ele se ressente de mim. Eu tenho um bom marido, mas de vez em quando eu sonho em fugir.

Nós dois trabalhamos de casa. Dividimos o escritório. No porão. Somos a única companhia um do outro. Eu não tenho um parceiro ou uma parceira no trabalho com quem reclamar do meu marido de verdade. Só tenho ele.

Eu me pergunto para quem ele reclama de mim. Meus amigos nunca reclamam de suas esposas para mim, mas minhas amigas sempre reclamam de seus maridos. Por que será? Talvez os homens sejam mais espertos do que lhes damos crédito e saibam que não devem falar merda da esposa para outra mulher porque nós poderíamos cortá-los.

Quando contei às minhas amigas da minha teoria de "Na próxima encarnação, nada de homens", algumas disseram que não sou uma esposa muito bacana. Outras, porém, disseram-me que sou uma santa por aguentar o que eu aguento. Você já olhou para o relacionamento de suas amigas e pensou: "Eu *jamais* aguentaria isso aí"?

Por exemplo, minha amiga Constance não trabalha fora de casa, então seu marido ganha todo o dinheiro. Ela vive com um orçamento apertado e precisa entregar todos os seus recibos para o marido no final do mês. Ela precisa justificar tudo o que comprou, desde as coisas do mercado até material escolar, passando pelo seu café mensal comigo. Se o marido dela não aprovar seus gastos, ela precisa reembolsar "a família" (que é um jeito passivo-agressivo de dizer que é para ele mesmo, porque eu não acho que a filha dela de 10 anos se importe se ela gastar cinco pratas num café) com a "mesada" que ele lhe dá.

Minha cabeça quase explodiu quando ela me explicou o sistema de contabilidade deles. Ela ficou chateada porque ele a havia multado em dez dólares por "gastar demais" na compra do mercado na semana anterior.

Na minha cabeça, eu estava jogando as merdas dele no gramado e usando minha mesada para trocar as fechaduras de todas as portas da casa. Quem ele achava que era? Na minha humilde opinião, ele tratava Constance como uma criança ou uma funcionária! Nem fodendo que eu aguentaria um sujeito assim.

– Mas, mas... – eu gaguejei. – Ele comeu o que você comprou! Mas que homem bosta, Constance!

– É, bem, o seu marido só te leva para jantar fora quando ele tem um cupom de desconto – disse Constance.

E foi aí que eu percebi que Constance estava pensando a mesma coisa que eu, só que sobre *o meu marido*! Ai!

Quando você consegue aguentar as merdas do seu marido, mas acha que as suas amigas são doidas por conviverem com o marido *delas*, é aí que você sabe que está com a pessoa certa. É isso que os votos de matrimônio deveriam dizer, porque toda aquela merda de amor romântico e honra não significa nada vinte anos depois, quando você está dormindo ao lado de um cara que peida enquanto dorme e não consegue acertar a cueca suja no cesto de roupas nem que você lhe pagasse. E pode acreditar, eu não estou dizendo que sou fácil. Tenho certeza de que ele olha para mim e pensa: "Ela já foi engraçada, não foi? Eu meio que me lembro de ela ser bacana quando a gente se conheceu. E como foi que eu não percebi que ela não sabia cozinhar? Eu só presumi, estupidamente, que todas as mulheres sabiam cozinhar".

Se fôssemos escrever nossos votos hoje, os do maridão diriam algo como: "Se você deixar o termostato quieto, eu prometo que deixo você esquentar os pés frios em mim. Eu prometo nunca arquear uma sobrancelha quando você repetir a sobremesa. Prometo pagar todas as contas no prazo para sua pontuação de crédito nunca mais ser ruim. Prometo sempre dizer não quando você me perguntar se parece mais velha do que outras mulheres. Prometo odiar as mesmas pessoas que você. Prometo nunca implorar por sexo e deixar claro para você que fico agradecido sempre que você permitir que aconteça".

Meus votos diriam algo como: "Eu prometo deixar o termostato em 20 °C no pior do inverno e vestir mais roupas em vez de reclamar. Prometo comer apenas em restaurantes onde possamos usar cupons. Prometo frear aos poucos para não gastar as pastilhas mais de um lado do que do outro. Prometo ouvir sua lista de mazelas e assentir quando você disser que acha que está morrendo, mas nós dois soubermos que você só está resfriado. Prometo deixar que você escolha toda a nossa tecnologia, porque eu só escolho notebooks 'bonitinhos', em vez daqueles que realmente funcionam bem".

O maridão me viu perdida em pensamentos e parou de comer para me perguntar:

– No que você está pensando?

Sem pensar, eu soltei exatamente o que tinha na cabeça.

– Casamento é tão difícil. Se algum dia eu ficar solteira de novo, não vou me casar novamente – falei.

O maridão pareceu chocado e talvez até um pouco magoado. Fiquei surpresa pela reação dele.

– Uau – disse ele, soltando o garfo.

Ops. Mais do que magoado, ele tinha parado de enfiar comida na boca.

– Espere. Você está bravo? – perguntei.

– Não sei se bravo é a palavra certa, mas definitivamente me sinto meio mal.

– Mas você não acha que casamento é difícil? – perguntei. – Tipo, é difícil para você também, não é?

– Está bem, eu admito que *pode ser* difícil, especialmente se eu não concordo com você. Mas o que você quer dizer com isso de nunca se casar de novo? E se eu morresse amanhã? Você ficaria solteira pelo resto da vida?

– Isso mesmo. Já decidi: na próxima encarnação, nada de homens – falei.

– O quê? – O maridão estava horrorizado. Ele reduziu a voz a um sussurro. – Jen, você é *lésbica*?

Eu ri.

– Não! Eu me sinto atraída por homens. Só estou dizendo que não me casaria outra vez. Digo, ainda haveria homens na minha vida, se é que você me entende, só não um marido. Eu teria um amigo. Colorido. *Beeem* colorido – dei uma piscadinha.

– Ok, uau, agora eu me sinto mal mesmo – disse o maridão, empurrando o prato para longe.

Ops de novo. Perda de apetite era um sinal terrível.

– Por que você se sente mal? Eu digo isso como um elogio, na verdade – falei.

– Você está basicamente me dizendo que nosso casamento é uma bosta – disse ele. – Que eu estraguei a ideia de casamento para você.

– Não! – exclamei. – Você não entende? Eu acho que casamento é difícil, mas eu amo *você* e escolhi ficar casada com *você*. Todo dia eu escolho aguentar suas merdas.

O maridão estava indignado.

– Bom, todo dia eu escolho aguentar as suas!

– Exatamente! – exclamei, achando que ele finalmente havia entendido. – Eu fico aqui sentada e ouço você comer, apesar de isso me deixar enjoada, eu assisto enquanto você baba no espelho do banheiro, e nós literalmente estamos almoçando neste restaurante porque você tinha um cupom de compre um, leve dois. Mas você aceita minhas oscilações de humor cada vez piores como algo normal, você raramente reclama quando eu compro mais uma calça preta, e você me escuta quando eu lhe digo como dirigir toda vez que estamos no carro, apesar de ficar quase maluco com isso. Mas casamento é difícil, especialmente para as mulheres, e, francamente, eu não quero passar por isso de novo.

O maridão estava ofendido. Ele não entendia do que eu estava falando. Nem um pouquinho. Ficamos em silêncio pelo resto do almoço. Ele conseguiu recuperar seu apetite (isso, ou a ideia de desperdiçar dez dólares num almoço que nunca seria consumido era demais para ele). Quando chegamos em casa, não demos uma rapidinha no hall; em vez disso, nós nos recolhemos para andares diferentes da casa.

Eu fiquei consternada por não conseguir fazê-lo entender o que eu estava tentando dizer. Na minha cabeça, eu estava lhe fazendo um elogio. É claro, tem alguns dias em que eu não sei se fui feita para o casamento e todo o trabalho que isso acarreta; estaria mentindo se dissesse o contrário. Mas eu faço tudo isso porque amo o maridão. O maridão é a minha pessoa. O único ser humano cujas merdas estou disposta a aguentar. De muitas formas, somos muito similares. Temos o mesmo senso de humor ácido, e nenhum dos dois tem muito filtro. Ambos somos um tédio só e achamos que uma ida ao hipermercado conta como "noite de namoro". Odiamos as mesmas pessoas e geralmente concordamos sobre onde investir nosso tempo e dinheiro. Mas casamento também é exaustivo.

Não ajuda muito que, por mais que o maridão e eu sejamos iguais, também somos pessoas incrivelmente diferentes. Viemos de duas culturas bem diferentes e tivemos criações completamente diferentes. Ao longo dos anos, nós nos empenhamos bastante para ouvir e entender o ponto de vista do outro, para estarmos na mesma página quanto ao nosso estilo de criação dos filhos e nossas metas de relacionamento. Mesmo assim, é difícil para mim dar ao maridão tudo de que ele precisa. Ele ficaria muito feliz se eu fosse sua única amiga. Ele gosta de passar o tempo só nós dois, todo dia, o dia todo. E embora isso possa soar meigo, nós dois já trabalhamos de casa, e isso é convivência mais do que suficiente para mim. De fato, muitas vezes eu imploro para ir ao mercado só para ficar sozinha. Qualquer coisa para ter um tempo só para mim ou para estar com minhas amigas ou família e poder pensar e recarregar minhas baterias. Está bem, eu assumo. Sou uma pessoa incrivelmente egoísta. Não só porque preciso ficar sozinha, mas também porque às vezes pode ser difícil lembrar que existem dois de nós nesse relacionamento. Eu gostaria de jogar a culpa no fato de que só nos casamos quando já estávamos com 30 anos, então por muito tempo tive de pensar apenas em mim. Mas esse não é o motivo. O motivo real é que eu sou uma mocreia mandona. Eu gosto das coisas do meu jeito, e chegar a um meio-termo é difícil para mim. O maridão está certo numa coisa: nós só brigamos quando ele discorda de mim. Podemos passar semanas sem uma discussão, e aí, assim que ele me contradiz ou questiona algo que quero fazer, já era.

Com frequência brigamos pelo modo como nos comunicamos um com o outro. O maridão gosta de dar e receber elogios pelo que eu considero coisas comuns, como descarregar a lava-louça.

– Eu só achei que talvez você deveria me agradecer – disse o maridão.
– Por...?
– Eu guardei o que estava na lava-louça.

Olhei para a bancada da cozinha. Sim, os pratos, copos e os talheres tinham sido guardados, mas qualquer tipo de item "aleatório", como espátulas, assadeiras ou canecas, tinha ficado na bancada.

– Ainda tem coisas que precisam ser guardadas – falei.

Ele agitou a mão.

– Eu não sei para onde vão essas coisas.

– Nós moramos aqui há 14 anos. Eu nunca mudei em que gaveta vão as espátulas.

– Por que você não pode simplesmente ficar agradecida por eu ter esvaziado a lava-louça? Eu agradeço quando você lava a roupa.

– Sim, porque depois eu dobro e guardo tudo.

– Por que você sempre procura briga comigo? Por que você não pode simplesmente agradecer?

Eu quis gritar: "Porque você fez a porra do serviço pela metade!".

Por todas essas razões e outras mais é que eu digo: "Na próxima encarnação, nada de homens".

Eu não estava dizendo ao maridão que tinha cansado de estar casada com ele. Estava dizendo que já é difícil estar casada com ele, e eu o amo e aguento muitas das merdas dele (e ele aguenta muitas das minhas), mas eu não desejaria fazer isso de novo com mais ninguém.

Se eu ficar solteira de novo, não consigo imaginar que algum cara novo poderia simplesmente chegar e compartilhar da minha vida. Eu não quero outro homem que queira um caralho de uma medalha por saber onde guardar os garfos, nem estaria disposta a justificar ter gastado dez dólares no mercado ou ser censurada por ter deixado a luz do banheiro acesa o dia todo. Não quero viver com o mesmo sofá por dezoito anos porque não conseguimos chegar num acordo sobre qual deveria ser a cor do novo sofá ou quanto deveríamos gastar nele ou onde ele deveria ser posicionado na porra da sala. Eu não quero dividir minha cama com um cara que se esparrama por cima da "linha divisória" e ronca mais alto do que um trem de carga. Não quero criar meus filhos em parceria com mais ninguém. Tem sido duro o bastante criá-los em parceria com o maridão, e eles são seus filhos biológicos. Madrastas e padrastos bons são difíceis de encontrar, e suponho que já estejam todos comprometidos.

E aí eu penso que tenho sorte, porque o maridão é realmente um cara ótimo e qual é a probabilidade de eu encontrar outro?

E eu não sou um pássaro raro. Na primeira vez que falei algo para minhas amigas sobre nunca me casar outra vez, várias se juntaram ao meu "movimento". Eu não acho que os homens por aí compreendam que, a essa altura da nossa vida, as mulheres de meia-idade não têm a necessidade real de um marido. Alguns meses atrás, li um artigo no *The Globe and Mail* que falava como muitos canadenses mais idosos, homens, estavam com dificuldades para encontrar mulheres de sua idade para se casar. De acordo com o artigo, mais de 68% dos idosos canadenses são mulheres que estão solteiras por causa de divórcio ou viuvez. Apesar dos homens quererem se casar (muitos pela segunda ou terceira vez), as mulheres não estão interessadas. Elas não querem as tensões que acompanham a coabitação. Não querem ser responsáveis pelo trabalho físico e emocional que os relacionamentos exigem.

Estou vendo essa tendência também com mulheres de meia-idade. Conheço várias mulheres que estão escolhendo continuar solteiras. Muitas já estão sustentando sua família, então não precisam de um marido para pagar as contas. Elas já pararam de ter filhos, as fábricas de bebês fecharam. Sexo é fácil de conseguir. De fato, muitas de nós somos abordadas no corredor das verduras agora mais do que nunca. Coroas safadinhos estão em todo lugar hoje em dia!

Eu só quero um pouco de tempo e espaço para mim mesma, isso é tão errado assim? Posso ouvir alguém perguntando: "Mas você não se sentirá solitária?".

Sim, eu me sentiria solitária, então além de sexo, companheirismo seria legal. Mas – escute só – eu gostaria que ele tivesse sua própria casa, onde poderia estar na maior parte do tempo, deixando espátulas na sua própria bancada e errando seu próprio cesto de roupas com as cuecas sujas.

Minha amiga Lori mora separada de seu namorado sério.

– Eu não preciso de um marido para me sentir realizada – disse ela. – Meu relacionamento é maravilhoso e é nos meus termos.

Estatisticamente, as chances de que eu vá viver mais do que o maridão são altas, então já estou elaborando meu plano *Supergatas*. Tenho várias colegas de quarto já na fila e estou pensando que uma daquelas comunidades de casas minúsculas parece um lugar legal para nós nos estabelecermos.

PÉROLAS DA JEN

Não importa o quanto os casais pareçam felizes nas redes sociais ou no jogo de futebol dos filhos, o casamento de todo mundo dá trabalho, então não pense que você é a única com dificuldades. Aguentar as merdas um do outro dá bastante trabalho, então certifique-se de que seu parceiro valha a pena, porque ninguém quer desperdiçar todo esse tempo e esforço à toa.

Além disso, aparentemente, homens são crianças de colo e precisam de muitos elogios, então, se você puder, agradeça a ele por ter esvaziado a (metade da) lava-louça.

tome coragem e tente algo assustador

Ultrapasse os limites

Conheci Lillian há vários anos em uma sessão de autógrafos de uma amiga mútua. Eu já ouvira falar dela, claro, porque Kansas City não é uma grande metrópole e Lillian é uma força da natureza por aqui. Todo mundo conhece Lillian, porque ela é uma pessoa talentosa e generosa, apaixonada por conectar as pessoas.

    Apesar de sermos amigas, somos totalmente diferentes. Lillian mora no lado descolado e badalado da cidade com o marido em seu ninho vazio, onde cria arte quando não está administrando sua própria empresa ou participando da diretoria de outras empresas. Eu moro no subúrbio, onde passo meu tempo livre suando a bunda nos jogos de beisebol de Gomer e comprando minhas peças de arte em lojas de departamento. Lillian é extrovertida e sociável. Ela é o tipo de mulher que dá jantares e eu sou o tipo de mulher que nunca é convidada para jantares. Lillian é uma fashionista que está sempre arrumada e parece ter saído direto de uma sessão de fotos. Eu pareço ter carregado todo o equipamento para a sessão de fotos de Lillian. Nunca ouvi Lillian soltar um palavrão ou levantar a voz. Eu já chego em todas as conversas fervendo e solto palavrões com fartura.

O que estou tentando dizer é que Lillian e eu temos uma amizade improvável. Mas fico contente por isso, porque, graças à Lillian, eu me forcei a sair da minha zona de conforto.

Lillian sempre foi ótima em entrar em contato comigo. Esse ano, ela me convidou para um almoço e depois para um café. Nesses dois encontros, ela sugeriu que trabalhássemos juntas numa colaboração criativa, mas eu não dei continuidade na ideia porque sou péssima. Lillian estava tentando formar uma amizade e eu estava incrivelmente relutante. Estava presa na rotina e havia dito a mim mesma que não tinha tempo nem energia para nada novo.

Mas Lillian persistiu. Um dia, nos encontramos para um café e ela apresentou a ideia de montar um show de comédia ao vivo só com mulheres. Eu havia acabado de assinar o contrato para escrever este livro e sentia a pressão de passar o ano seguinte dizendo não a tudo para poder terminar a escrita. (Eu sei, isso vai contra meu conselho de "dizer sim", mas, em minha defesa, eu ainda não tinha escrito aquele capítulo e feito aquela descoberta.) Além disso, fiquei intrigada pela ideia. Eu sempre quis fazer algum tipo de show ao vivo. Mas eu estava passando por tantas merdas, e a quantidade de trabalho necessário para executar um evento assim era esmagadora. Lillian me garantiu que ela faria todo o trabalho. Para ser franca, eu pensei que essa ideia não daria em nada. Tivemos outras ideias antes que perderam o gás e eu tinha certeza de que essa também perderia, então disse a ela para que me desse a data e eu estaria lá.

Naquela noite, eu já estava deitada quando Lillian me mandou uma mensagem de texto:

Quer ir para a noite do *open mic* no clube de comédia comigo?

Meu primeiro instinto foi responder: "Nem a pau". Sem querer ofender Lillian, mas eu já estava sem sutiã, o rosto lavado, e estava pronta para dormir. Mas aí pensei em Lillian e em como ela continuava a me convidar para fazer coisas com ela. Seria meio incômodo me vestir de novo e pentear o cabelo, sim. O clube de comédia ficava a alguns quilômetros dali e eu podia pegar trânsito no caminho, sim. Mas, ora essa! Eu reclamava há anos que ninguém queria ser minha amiga, e era exatamente por isso! O fato de que vejo amizades e tentar coisas novas como um aborrecimento é bem fodido.

Suspirei e soube o que eu devia fazer. Eu encontraria Lillian no clube de comédia, mas ainda estava relutante, então tentei minha última esperança: o maridão. Ele também é supercaseiro e não gosta muito quando sou sociável demais, porque aí ele fica em casa sozinho e se entedia porque não pode assistir a nossas séries na Netflix sem mim. Calculei que ele reclamaria ou poderia me fazer sentir culpada até eu ficar em casa para assistir a mais alguns episódios de *Peaky Blinders*, e aí eu teria a desculpa perfeita para não ir.

– Oi, a Lillian quer que eu me encontre com ela no clube de comédia para a noite do *open mic* – falei.

O maridão levantou a cabeça, interrompendo a leitura do livro.

– Esta noite?

– É, tipo, agora mesmo.

– Ah, é? Isso deve ser divertido. Você deveria ir.

"O quê?!"

– Sério? – falei, franzindo o nariz. – Você não quer que eu fique em casa?

Ele encolheu os ombros.

– Não, eu vou terminar este capítulo e provavelmente vou dormir. Estou bem cansado.

Argh. O Universo estava claramente me dizendo que eu deveria ir. Então me vesti, até me maquiei um pouco e fui para o clube de comédia.

Quando cheguei, não vi Lillian na porta.

Uma garota no saguão me saudou.

– Oi, você está aqui para o *open mic*?

– Isso, vim encontrar uma amiga – falei.

– Você pode entrar e ver se ela está lá dentro. – Ela indicou as portas duplas na minha frente. – Steve está dando uma aula sobre como ser engraçado.

Entrei e vi cerca de duas dúzias de pessoas, a maioria homens, sentados em grupinhos pelo salão.

Ainda não via Lillian. Conferi outra vez as informações que ela havia me passado e que eu estava no horário certo. Eu ia esperar por ela no saguão, mas aí Steve começou a falar. Pensei que podia ser útil receber mais dicas sobre como ser engraçada, então me sentei para ouvir.

Alguns minutos após ter começado a apresentação, percebi que Steve não estava dando dicas reais de como ser engraçado; tratava-se mais de presença de palco para comediantes. Ele explicou onde se colocar, como segurar o microfone, como trabalhar a audiência, como usar o palco todo, como saber quando seu tempo terminou, esse tipo de coisa. Não era o que eu esperava, mas foi interessante.

Finalmente, ele disse:

– Certo, isso é tudo o que eu tenho para vocês, gente. O show está prestes a começar. Como vocês acompanharam a aula, vão ter três minutos no palco essa noite.

"Desculpe, como é?" Olhei ao redor para ver se mais alguém estava tão surpreso quanto eu, mas em vez disso todos em torno assentiram. Eu tinha várias perguntas e nem sinal da Lillian.

Steve prosseguiu com um alerta bem rigoroso de que, se você não durasse os três minutos, ele poderia lhe empurrar de volta ao palco e faria você pensar em piadas na hora ("Não desperdice meu tempo") e, se você passasse dos três minutos, ele puxaria você para fora com um gancho ("Está pensando que é quem? Você não é a atração principal, caralho!").

– Está bem, deixem seus nomes com a Sally lá na frente e ela colocará cada um na escalação.

Espere aí. O que estava acontecendo? Será que eu, de algum jeito, havia concordado em subir ao palco? Conferi três vezes as mensagens de texto com Lillian. Em nenhum ponto das informações ela dizia que eu deveria apresentar um *stand-up*. Ela disse que estava cogitando o lugar como uma possibilidade para nosso show, e queria que eu visse e desse minha opinião. Ela também achou que seria divertido assistir ao *open mic*. Em nenhum momento ela disse: "Ei, Jen! Garanta que você tem três minutos ensaiados e prontos para entrar ao vivo, porque você subirá ao palco hoje!".

Comecei a me sentir enjoada.

– Estou vendo que alguns de vocês parecem nervosos – disse Steve. – Tudo bem. Se vocês não estiverem a fim de subir no palco hoje, é só pagar o *couvert* de cinco dólares e está tudo certo.

Ai, meu Deus, sim! Uma saída! Perfeito! Cavouquei na carteira por uma nota de cinco.

Fui até Steve com meu dinheiro e disse:

– Desculpe, acho que eu entrei na sala errada sem querer. Eu só estou aqui para assistir. Não quero me apresentar. Aqui está o seu dinheiro.

Todos na sala se viraram para me encarar. Ninguém mais estava entregando dinheiro a Steve. Todos trabalhavam em suas piadas. Um rapaz resmungou:

– Quem, diabos, entra sem querer na noite de *open mic*?

Eu entendo, senhor. Entendo sim. Sou uma idiota, porra. Cem por cento.

Steve me analisou como se eu fosse uma égua à venda num leilão.

– Tem certeza de que não quer tentar?

– Absoluta. Eu não quero subir no palco. Mas obrigada pela oportunidade – falei, estendendo meu dinheiro para ele.

Steve não se moveu para pegar o dinheiro.

– Qual é o seu nome?

– Jen.

– Qual é a sua profissão, Jen?

– Ãhn... eu sou escritora – falei.

– Interessante. E o que você escreve?

"Cacete."

– Humor, principalmente. Na verdade, sempre. Sempre humor.

– Você escreve humor? – disse Steve, os olhos arregalados. – E você é boa?

– Hum... Bom, eu tenho muitos seguidores nas redes sociais e, bem, eu sou uma escritora best-seller de humor.

Steve riu.

– Legal! Sabe do que mais? Eu vou te dar *cinco minutos* hoje, Jen.

"Caralho." O falatório na sala morreu imediatamente e agora todo mundo estava ouvindo. Eu abaixei a voz.

– O negócio é que eu já estive no palco antes. Muitas vezes. Eu entretenho as pessoas o tempo todo, mas sou uma contadora de histórias, não uma comediante *stand-up*. Eu não tenho um repertório pronto. Eu tenho histórias de 45 minutos com altos e baixos e arcos, essas merdas! – falei.

Steve não falou nada. Olhei para a sala à minha volta e pude sentir a energia mudar. Eu estava cometendo uma gafe imensa.

Finalmente, Steve disse:

– *Stand-up* é contação de histórias. É só me dar uma história de cinco minutos e certifique-se de me fazer rir.

Suspirei. Eu tinha ouvido o discurso e sabia que cinco minutos eram algo sério para cacete e eu sabia que todos os aspirantes a comediantes naquela sala dariam um braço e uma perna por cinco minutos, em vez dos parcos três. Eu estava recebendo um presente e seria muito babaca dizer "Não, valeu". Por isso, forcei um sorriso e disse:

– Ah, isso eu posso fazer, tranquilamente!

Eu sentia que ia vomitar. Fui até o banheiro e liguei para o maridão.

– Eu vou fazer um *stand-up*, porra – berrei.

– O quê? De verdade? Agora?

– O show começa daqui a dez minutos ou algo assim.

– Uau, eu achei que você ia só assistir.

– Eu também achei!

– Lillian também vai?

– Ela não está aqui. Eu não sei onde ela está!

– Certo, bem, que piadas você contará?

– Não sei. Eu tenho cinco minutos. O que por um lado parece uma eternidade, mas, por outro, você me conhece, eu preciso de cinco minutos só para começar uma história. *Caraaaaaaalho*.

– É só contar uma história engraçada – disse o maridão.

– É, foi isso o que Steve disse. Não ajudou muito.

– Conte uma história do blog. Eu odeio estourar a sua bolha, mas ninguém nessa sala ouviu falar de você. Nenhum deles leu o seu blog. Será material novo em folha para eles.

Pode confiar no maridão para me manter sempre humilde.

Eu voltei para o meu lugar quando as luzes diminuíram e nem sinal ainda de Lillian. Finalmente, ela chegou poucos minutos depois de o show começar.

– Desculpe o atraso – cochichou ela. – Não pude evitar.

– Eu vou subir no palco – sibilei. – Vou ter que fazer cinco minutos!

– Meu Deus, isso é incrível, Jen! Parabéns!

– Mas por que você não tenta também? – perguntei.

– Ah, não, não é minha praia. Mas você será um arraso!

Finalmente subi ao palco naquela noite já perto das onze e meia. Quando o mestre de cerimônias chamou meu nome, tudo em que eu podia pensar era *eu deveria estar na cama a essa hora*. Mas subi os degraus e espiei a sala escura.

Eu estava sentada na audiência apenas alguns momentos antes, então sabia que havia sobrado apenas umas 20 pessoas a essa altura, mas ainda era apavorante. Sim, eu já tinha estado no palco antes na frente de públicos bem maiores, mas um clube de comédia é diferente de uma biblioteca ou de um evento como um almoço corporativo. Por exemplo, num clube de comédia, a sala toda está escura e você está debaixo de um holofote, então não consegue enxergar nada. Eu sou uma dessas pessoas esquisitas que gostam de ver a sua audiência. Recebo validação ao ver o rosto das pessoas. Gosto de vê-las assentindo com a história e, ainda melhor, engasgando-se de rir. Olhar para uma caixa preta me deixava nervosa e suada. O holofote parecia claro e quente demais sobre meu rosto. Eu congelei feito uma corça ao ver faróis. Um outro detalhe que é mais difícil num clube de comédia é que, quando eu finalmente subi ao palco naquela noite, a audiência era composta em sua maioria por comediantes que ainda esperavam a sua vez de se apresentar. Há muitos cochichos de um lado para o outro, enquanto as pessoas ainda estão trabalhando em seus textos. Ninguém está prestando muita atenção, o que pode ser bom, acho, só que eu gosto de ter um público engajado e aquele público era meio que uma bosta. Mas respirei fundo e me joguei numa história sobre a vez em que eu ganhei um cartão-presente valendo uma massagem grátis quando Adolpha era uma criança de colo. O cartão expiraria dali a uma semana, então, num impulso, coloquei as crianças para dormir e marquei um atendimento de última hora. Era minha primeira visita ao spa em anos e eu não conseguia relaxar e desfrutar da minha massagem porque não tinha me preparado adequadamente para a visita – mental ou fisicamente. Em vez de me soltar e aproveitar, eu passei o tempo todo ouvindo choros imaginários de bebês e me preocupando com o fato de que alguém estava vendo e tocando meu corpo nu, pálido e balouçante, completo com pernas peludas e sovacos fedorentos. Eu me sentia especialmente flatulenta e estava convencida de que, se a massagista me apertasse um pouquinho mais, eu deixaria escapar um pum. Estava tão focada na minha preocupação que quase não percebi quando a massagista soltou um peido e tentou dizer que era um ruído do sapato, como se a gente estivesse na terceira série ou algo assim. Depois disso, eu me senti melhor, então me larguei feito uma estrela do mar na maca e deixei ela espremer tudo. Ouvi algumas risadas, mas a que soou mais alto foi a de Lillian. E eu me foquei no som do riso dela e fingi que estávamos só nós duas, tomando um café ou almoçando, e eu contava a história para ela.

Steve entrava e saía do salão principal a noite toda, então eu nem sabia se ele tinha me visto no palco. Eu não ligava exatamente para o que ele pensava, mas teria ficado feliz em ouvir seu *feedback*. Já passava e muito da meia-noite, eu estava exausta, e ele estava envolvido em uma conversa com outras pessoas, de modo que eu não ia interrompê-lo. Eu havia acabado de alcançar a saída quando Steve gritou:

– Ei, Jen, se você voltar na quarta-feira, eu te dou dez minutos.

Lillian me cutucou.

– Você poderia fazer dez minutos facinho – sussurrou ela. – Eu venho e dou risada.

Eu voltei na quarta-feira com uma história nova e mais longa, um pouco mais de confiança e Lillian ao meu lado. Não virei um sucesso da noite para o dia, mas também não fui terrível.

Pouco tempo depois, Lillian decidiu que faríamos nosso show no clube de Steve. Ela e eu reunimos cinco mulheres engraçadas e começamos a montar um espetáculo ao vivo. Quando Lillian prometeu lotar o clube, pude ver que Steve estava cético. (Inferno, até eu estava cética, mas eu sabia que Lillian era de botar mãos à obra e, se havia alguém que podia fazer isso, era ela.) Lillian trabalhou incansavelmente no marketing do show e na venda de ingressos. Era inspirador vê-la liderar com tanta confiança e determinação. Se em algum momento ela duvidou de si mesma, não me contou. Ela sempre parecia estar com tudo sob controle e completamente no comando. Isso é o mais incrível em mulheres de meia-idade como Lillian. Elas são destemidas porque não têm nada a temer. Àquela altura de sua vida, Lillian tinha acumulado anos de sucessos e fracassos com os quais aprendeu e não tinha mais medo de tentar algo novo.

Quando a noite do show finalmente chegou, eu podia sentir minhas dúvidas se esgueirando. Não estava preocupada em me dar mal no palco. Eu tinha confiança de que meu material era bom e cheguei num ponto em que sentia que ou as pessoas entenderiam meu humor ou não entenderiam. Então não estava preocupada com essa parte. Eu estava, contudo, preocupada em lotar a casa. Apesar de ter muitos fãs que me seguem on-line, vestem uma calça e saem de casa para comparecer aos meus eventos, tem sempre uma vozinha na minha cabeça que diz "ninguém virá", e naquela noite não foi diferente.

Lillian não estava preocupada, porque vinha observando a venda de ingressos e sabia que tínhamos vendido mais de duzentos e que seria lotação máxima. Ela avisou Steve para comprar mais vinho branco e salada e menos asinhas de frango, porque senhoras preferem beber suas calorias. Ela alertou as comediantes que nos apresentaríamos para uma casa cheia.

Essa história não tem um final feliz bonitinho em que eu conto a você que agora sou uma comediante de *stand-up* e estou conversando com a Netflix para lançar meu próprio especial. Não. Esta é uma história sobre tentar fazer algo assustador e novo e não morrer. Lillian me ensinou uma lição sobre correr riscos e acreditar em si mesma mesmo quando nem todo mundo acredita. Quando Lillian me contou sobre sua ideia pela primeira vez, eu não quis anotar na agenda à caneta porque não tinha confiança de que chegaria a acontecer. Eu esperneei e reclamei que não tinha tempo, não sabia fazer *stand-up*, achava que ninguém viria assistir. E ela persistiu comigo. Persistiu com Steve, mesmo quando ele não ouviu o conselho dela e ficou sem vinho branco e sem salada naquela noite. Não, Lillian perseverou mesmo com dois estraga-prazeres murmurando em seu ouvido. Ela montou o show mais bem-sucedido que o clube de Steven já viu. De fato, não sei se alguém ultrapassou a venda de ingressos que ela alcançou até hoje. Tudo porque Lillian tinha uma ideia, a coragem e a tenacidade para tentar algo novo.

Sou muito grata por Lillian ter arrastado meu traseiro relutante junto com ela nesse projeto, porque foi uma experiência fabulosa dividir o palco com outras mulheres engraçadas. Foi incrível olhar para o público (eu fui uma diva total e pedi que a sala ficasse um pouco mais iluminada naquela noite) e ver tantas mulheres que haviam escolhido sair de casa e nos assistir. Mulheres que fizeram de nós (e delas mesmas) prioridades naquela noite. Elas foram entretidas para cacete, e eu sei que a única coisa com que Lillian se preocupou naquela noite foi em planejar um evento que desse continuidade à sua bem-sucedida estreia. E eu espero que ela me leve consigo nessa aventura também.

PÉROLAS DA JEN

Seja corajosa e tente algo que a deixe desconfortável. Diga sim para coisas apavorantes. Convide suas novas melhores amigas para tentar algo ridículo. Deixe de ser bunda-mole, mulher! Seja um tubarão. E não um tubarão-lanterna-anão minúsculo. Seja um Grande Tubarão Branco! Grandes Tubarões Brancos são tipo: "Nham, nham, arrombados! Saiam da minha frente. Sou um tubarão. Não tenho medo de porra nenhuma".

os 40 são fabulosos, caralho

Assim como os 50 e os 60, se você os levar do jeito certo

Eu sei que pode parecer que tudo é ruim na meia-idade, mas prometo que não é. Claro, tudo cai, seu metabolismo vai pras cucuias, começa a nascer pelos onde não deveria e a cair cabelo de onde não deveria, você sua feito uma porca, faz xixi nas calças e a sua vagina fica seca feito um osso. Mas também tem o lado bom!

Em algum ponto, você não mais menstruará. *Amém, caralho*! Pense em quanto dinheiro poupará quando não tiver mais de comprar absorventes. Chega de TPM. Aleluia! Você poderá jogar fora a bolsa de água quente e o ibuprofeno. Você não mais poderá engravidar por acidente e poderá voltar a usar branco sem medo.

Seu ninho estará vazio e você finalmente terá o tempo e a energia para se concentrar em você e no que você quer.

Você terá encontrado a sua voz e ela soará alta e potente. Você não se importará com mais nada e não aguentará merda de ninguém. Terá anos de experiência e décadas de preparação para o próximo capítulo da sua vida.

A meia-idade é a oportunidade perfeita para mudar de direção e tentar algo novo.

Perguntei para as mulheres no meu grupo "Mordidas da meia-idade": "O que você realizou depois dos 40?".

Estas são apenas algumas das respostas que recebi:

Muitas se envolveram em política.

Scarlett fez campanha para vários candidatos.
Veronica organizou sua própria ONG política.
April, Gail, Margo e Teri conquistaram vagas em seus conselhos escolares locais.
Julie virou comissária da área de parques e recreação.
Irma é chefe de gabinete na sua prefeitura.
Chantel é deputada.
Eva é integrante da Câmara Municipal.
Rosalind é deputada estadual.

Várias fizeram mudanças na carreira.

Samantha começou uma nova carreira como assistente social.
Melanie buscou uma promoção e conseguiu.
Iyesha fundou sua própria empresa.
Livia foi nomeada juíza.
Zelda virou professora depois de seus filhos irem para a faculdade.
Rae escreveu e publicou um livro.

Uma porção voltou a estudar.

Agnes terminou o ensino médio.
Kerry terminou uma graduação em enfermagem que ela vinha adiando há anos.
Eloise se formou em pedagogia.
Delphine frequentou a faculdade à noite para tirar seu bacharelado.
Noreen fez mestrado em ciências da computação.

Saúde e bem-estar foi um tema importante.

> Jennifer perdeu 45 quilos.
> Lisa parou de fumar.
> Mary se tornou mais ousada sexualmente.
> Dana se concentrou em sua saúde mental.
> Leslie voltou a praticar corrida.
> Karen começou a praticar ioga.

Muitas experimentaram algo novo.

> Colleen se mudou para o outro lado do país.
> Amy deu a volta ao mundo sozinha.
> Allison competiu em esportes.
> Debra começou novos *hobbies*.
> Sarah se matriculou em aulas de improvisação.
> Kate aprendeu a praticar *snowboard*.
> Phoebe começou a trabalhar como voluntária no auxílio a refugiados.
> Hilda aprendeu outra língua.
> Sonia conheceu sua mãe biológica.

Essa lista prova apenas que você nunca está velha demais para tentar coisas novas. Nunca se está velha demais para mudar de carreira ou começar novos *hobbies* e interesses. As pessoas falam muito sobre o que fariam se tivessem mais tempo livre, mas com frequência termina sendo só muito papo-furado. Essas mulheres foram lá e fizeram. Permita que elas lhe inspirem a se jogar e abraçar seus fabulosos 40 e 50 anos.

Pergunte a si mesma: o que você está fazendo hoje para trazer mais alegria, propósito ou amigos para sua vida? O que você está fazendo hoje para chegar mais perto de realizar os objetivos que definiu? O que você poderia fazer hoje para tornar o mundo um lugar melhor? Pare de falar a respeito e comece a fazer.

Você pode sentir que está velha demais ou não tem muitos anos que lhe restam para ser produtiva, mas isso é besteira. Em vez de perder tempo se preocupando com essas coisas, estou escolhendo focar em tornar meu futuro brilhante. Eu quero celebrar as mulheres ao meu redor que realizaram seus sonhos e objetivos aos 40 e 50 anos. Em vez de tratar uma mulher de meia-idade bem-sucedida como uma anomalia inconcebível, deveríamos normalizar o fato de encontrar o sucesso e bater metas depois dos 40 (e dos 50, e dos 60).

PÉROLAS DA JEN

Sua idade não está lhe impedindo de realizar coisas grandiosas. É você, achando que está velha demais. Foda-se essa ideia furada. Pare de falar sobre o que você talvez faça no futuro ou de se arrepender do tempo que desperdiçou no passado. Viva no presente e vá com tudo!

energias, auras e guias espirituais, minha nossa!

Encontre um poder maior

A essa altura, todo mundo que me conhece sabe que estou escrevendo um livro sobre a minha crise de meia-idade, porque eu não consigo parar de falar sobre isso. O assunto me consome. Meus amigos e minha família sabem. Meus leitores sabem. Meu dentista sabe. A senhora que me ajudou no banco na semana passada sabe. Até meu carteiro provavelmente sabe. E a primeira coisa que as pessoas fazem quando eu conto que estou trabalhando neste livro é me oferecer conselhos não solicitados.

– Minha mãe tem um negócio de hormônios em *roll-on* que ela passa nos pulsos todo dia, ou algo assim. Você deveria fazer isso – disse o estudante do ensino médio empacotando minhas compras no mercado. Obrigada, doutor.

A assistente do meu dentista retirava a placa dos meus dentes enquanto exaltava os benefícios de um utilitário conversível para a saúde mental.

– Eu comprei um Jeep Wrangler. A melhor coisa que já fiz. Sinto-me vinte anos mais jovem. – Viu? Eu disse que o Wrangler era o equivalente ao carro esportivo para a crise de meia-idade feminina.

– Eu abracei a vida de "panela velha é que faz comida boa" – disse uma leitora. – Não pago por um drinque em bares desde que fiz 40 anos. É sempre um cara mais jovem mandando os drinques. Meu marido adora. Ele acha sexy. – Eu estava autografando meu livro para ela e quase errei meu próprio nome porque é isso aí, meu bem.

Uma mulher de meia-idade particularmente patética disse:

– As crianças não precisam mais tanto assim de mim, então adotei um cachorro.

Essa fui eu. É, eu adotei um cachorrinho esse final de semana. Stan, o Cara, é o meu bebê da perimenopausa. E, quer saber? Esse cachorro me dá mais abraços do que meus filhos adolescentes e está sempre feliz em me ver. Eu sei que um cão sempre me amará incondicionalmente e nunca me dirá que eu me visto como uma criança de colo gigante, que é algo que Adolpha me disse de verdade outro dia. Filhos são divertidos, eu deveria ter tido mais.

Mas não estou criticando o conselho de ninguém. Eu aprecio o quanto todo mundo está se esforçando para fazer eu me sentir melhor. Ninguém está dando tapinhas leves no meu braço e dizendo "É assim mesmo". Todas estão me contando o que funcionou para elas (ou para sua mãe, ou à tia da vizinha). Tenho experimentado várias das coisas sugeridas. Tirando o Jeep e aquele negócio da panela velha. Para o maridão, não importa o quanto eu esteja infeliz: ele não me deixará comprar um carro de 50 mil dólares.

– Eu deixei você comprar uma minivan porque você disse que isso poderia te deixar feliz – argumenta ele, em defesa própria.

E eu jamais poderia ser a coroa gostosa que recebe drinques grátis no bar, porque calço sapatos de caminhada e pareço muito com a mãe dos rapazes. Ou talvez seja porque eu me visto, mesmo, como uma criança de colo gigante. Não, o cachorro terá de servir por enquanto.

Minha amiga Darla insistiu para eu tentar a "cura pela energia". Nós almoçamos juntas cerca de uma semana depois de ela fazer sua primeira sessão e ela estava como alguém que acabou de descobrir Jesus Cristo, seu Senhor e Salvador, e queria compartilhar as boas novas. Ela não parava de testemunhar sobre sua experiência no topo da montanha e ficava me encorajando a experimentar. Fiquei perplexa com seu entusiasmo, porque, desde que conheço Darla, ela é uma pessoa lógica e pragmática. Tenho amigas que curtem cristais e essas merdas (uma inclusive se chama Kristal) e elas não tinham metade da empolgação de Darla.

– Eu sei que você está lutando com coisas bem pesadas agora, Jen. Estou lhe dizendo, essa merda funciona. Um trabalhador da luz poderia lhe ajudar a navegar por todo esse mal-estar da meia-idade que você tem sentido. Ele pode te apontar a direção certa e ajudá-la a encontrar seu caminho.

Francamente, soava bizarro demais, doidinho demais para mim.

– Eu não acredito de fato naquele negócio de horóscopo – falei. – É divertido de ler na revista, mas metade das vezes aquilo nem faz sentido. Tem sempre alguma coisa sobre o amor no horizonte. Eu estou casada há quase vinte anos!

Darla balançou a cabeça, negando enfaticamente.

– Não, esse negócio é um lixo mesmo. Você acredita num poder superior, certo?

– Sim, eu gosto de Deus, só não gosto de religiões organizadas – falei.

– Sabe, eu fui criada dentro da igreja, mas parei de ir alguns anos atrás – disse Darla. – Quando fiz minha sessão de energia, eu me senti mais em paz e mais desperta espiritualmente do que nunca. Estou cheia de luz agora.

Eu quis rir, mas não o fiz, porque podia ver o quanto Darla estava falando sério. Ela *estava mesmo* meio radiante. Lembrava minha mãe, quando entrava numa tangente sobre orações. Para elas, era uma conexão espiritual e era sério. Mesmo que não exista nenhuma base científica, eu não podia negar que as crenças de ambas em seus respectivos poderes superiores faziam com que se sentissem melhor. E se não estavam fazendo nenhum mal, por que eu deveria me importar? Mesmo assim, mudei de assunto rapidamente, porque estávamos nos aproximando perigosamente de Darla despejar seu testemunho para cima de mim e eu não estava no clima para ouvir isso.

Darla se aprofundou em sua nova paixão ao longo dos meses seguintes, acrescentando aulas de Reiki e "medicina vibracional" à agenda e cobrindo todas as superfícies de sua casa e seu escritório com cristais.

– Eles oferecem uma barreira protetora entre mim e meus clientes e colegas de trabalho difíceis – explicou ela.

– Mas você ainda tomará sua vacina contra a gripe esse ano, não é? – perguntei.

– É claro! – disse ela. – Eu também acredito na ciência, Jen!

Toda vez que conversávamos, ela mencionava como estava se sentindo muito melhor, física, mental e espiritualmente, mas eu ainda tinha certeza de que ela estava completamente fora da casinha e havia entrado para uma seita.

Imagine minha surpresa, então, quando me vi sentada de frente com um curador de energia apenas um ano depois daquele nosso almoço. Darla me convidou para a defumação de sua casa nova, uma sessão de meditação com tigela tibetana e um ritual da lua cheia, e eu recusei tudo. Eu sabia que deveria dizer sim mais vezes, mas eu simplesmente não podia apoiar uma sessão de tigela tibetana, e queimar sálvia me dá dor de cabeça. Entretanto, admito que o sucesso de Darla ao navegar a melancolia de sua própria meia-idade me deixou curiosa, então sondei um pouco, procurando uma introdução leve às energias. Eu não queria participar de um uivo nudista coletivo para a lua com a turma de Darla, mas queria algo um pouco mais intenso do que ioga quente e sabia que a meditação não valia de merda nenhuma para mim. Minha amiga Kristal (é claro) ouviu que a amiga de uma amiga daria uma festa de energia-barra-aura e conseguiu me arranjar um convite. Parecia que seria como uma festa da Avon, mas new age. Eu presumi que tomaríamos vinho e comeríamos queijos e pintariam nossa energia e nossas auras enquanto alguém tentava nos vender cristais e óleos essenciais.

Não teve nada a ver com isso.

Cheguei no horário marcado para a minha consulta particular na qual, ainda bem, ninguém tentou me vender um cristal de cura para desintoxicar meu celular nem um *spray* "Xô, Bad Vibes" – embora eu pudesse ser facilmente persuadida a adquirir uma vela de limpeza da lua cheia. Eu adoro uma boa vela. Depois de uma tacinha rápida de vinho e um pouco de queijo (sim, esses estavam mesmo no cardápio), fui conduzida à sala onde uma mulher pequenina estava sentada em frente a um cavalete, com um macacão todo sujo de tinta.

– Meu nome é Elaine. Eu vou pintar a sua aura hoje – disse ela. Elaine consultou o papel em sua mão. – E você é a Jen?

– Isso – falei, me ajeitando na cadeira do lado oposto da sala.

– Ou você prefere Jenni?

Tentei não ofegar, porque Jenni é meu nome legal, mas eu raramente o utilizo, exceto para assinar contratos e cheques. Quando me inscrevi na sessão, eu não dei meu sobrenome de propósito, porque não queria que Elaine jogasse meu nome no Google antes da nossa sessão, então não sei como ela sabia que podia me chamar de Jenni. Eu queria perguntar, mas também não queria entregar nenhuma informação. Queria participar dessa sessão de energia porque queria ter um gostinho daquilo que Darla havia experimentado e porque calculei que, no mínimo, isso me daria algo interessante sobre o que escrever. No entanto, eu continuava cética em relação à coisa toda. Dito isto, já nos primeiros cinco segundos eu estava surtando pelo que Elaine sabia a meu respeito.

Mantive o rosto neutro quando respondi:

– Jen, por favor.

Elaine deu uma risadinha.

– Está bem, mas o seu guia espiritual diz que é Jenni.

"Mas que porra? Eu tenho um guia espiritual?" Eu não podia ficar quieta. Perguntei:

– Espere aí. Eu tenho um guia espiritual?

– Ah, sim – disse Elaine, assentindo.

– Como ele ou ela é? – perguntei, olhando em volta como se talvez eu pudesse ver.

Fiquei meio empolgada porque Darla tinha me contado tudo sobre suas guias espirituais. Ela tem várias, na verdade. Duas guerreiras antigas armadas até os dentes postadas uma de cada lado e uma tigresa na sua frente. As guias espirituais de Darla são muito fodonas.

Logo que Darla me contou sobre suas guias espirituais, eu revirei os olhos.

– É claro que as suas guias espirituais são fodonas – falei. – Seu curador de energias não é tonto. Olhe só para você. Você é uma mulher solteira, poderosa, com sua própria empresa de sucesso. Você participa de várias diretorias corporativas e é uma líder em sua comunidade.

Ninguém lhe daria um rato como guia espiritual e esperaria que você voltasse para outra sessão paga.

Agora que era a minha vez, eu me dava conta que também queria um guia espiritual fodão! Eu ficaria puta se fosse um ratinho. Estava torcendo para que Elaine pudesse me dar uma águia ou alguma cavaleira, ou as duas coisas. Ou, melhor ainda, um dragão!

– Seu guia espiritual é um homem.

– Um cara? – berrei. – Está brincando comigo?

– Ele é um homem muito, muito alto. Numa camisa social branca. Sem gravata, mas é uma camisa social. Ele fica na sua frente o tempo todo e mantém as pessoas longe de você.

Eu fiquei tão decepcionada. Tudo em que eu podia pensar era: "Meu guia espiritual é o Jim, de *The Office?* Cadê a porra do meu dragão? Eu devia ter um dragão!".

– Eu estou atrás de um homem? – falei, incrédula.

– Ele protege você – esclareceu ela.

Aquilo não fez com que eu me sentisse melhor. "Baboseira idiota de guia espiritual." Pra mim, já bastava. Agora eu queria saber como a maga fazia seus truques.

– Como você sabe disso tudo? – perguntei.

– Sou uma intuitiva que consegue detectar e sentir coisas em um nível de alma para alma. Também sou médium. Posso me comunicar com o outro lado.

– Você vê gente morta? – gracejei.

Elaine não riu.

– Às vezes – disse ela.

– Você já parou desconhecidas no mercado e disse: "Mulher, larga ele"? – perguntei.

Aquilo arrancou uma risada.

– De vez em quando.

– Ah, eu faria isso! – falei. Tentei minha melhor imitação de Whoopi Goldberg. – Molly... você está em perigo, garota.

Elaine deu um sorriso débil. Acho que não era a primeira vez que alguém citava *Ghost: do outro lado da vida* para ela. Ela nos colocou de volta nos trilhos.

– Você já fez isso antes? – perguntou Elaine.

– Diga você – falei.

Ela riu outra vez.

– Estou achando que não.

Dei de ombros.

– Certo, vamos começar. Você praticará algumas respirações profundas e purificadoras e limpar seus pensamentos. Respire primeiro, depois eu respiro e aí respiramos juntas e aí nos conectaremos.

– Está bem – falei.

Eu respirei profundamente e pensei naquela vez na faculdade quando um hipnotizador visitou o campus. Eu queria tanto ser hipnotizada, mas não importava o quanto eu respirasse profundamente, nem quanto eu tentasse limpar a mente, eu não conseguia me soltar e cair sob a influência dele. Não conseguia relaxar e simplesmente estar ali e... Mas que porra foi isso?

– Certo, estamos conectadas – disse Elaine.

Sem brincadeira, estávamos mesmo. *Dava para eu sentir.* Meus braços e pernas estavam formigando e meu corpo parecia mais leve. Eu não estava hipnotizada, mas estávamos definitivamente conectadas de alguma forma. Eu estava oficialmente tendo um surto. Acho que foi aí que comecei a chorar.

– Tem uma caixa de lenços no chão ao lado da cadeira – disse Elaine.

"Ah, que bom, todo mundo chora", pensei. "Não sou uma esquisitona completa."

– Você tem alguma pergunta para mim? – indagou Elaine.

– Não – falei, porque, pelo menos uma vez na vida, eu tinha feito o que me mandaram e esvaziado meu cérebro.

– Certo, bom, então eu vou simplesmente lhe dizer o que estou sentindo – disse Elaine. – Você tem uma aura gigante.

– É, já me disseram isso antes – falei. Várias pessoas que conseguem enxergar auras me disseram isso, mas todas elas me conheciam então eu meio que achava que elas estavam mentindo. Isso ou eu achava que todo mundo ouvia que tinha uma "aura gigante".

– Ela é empurrada para bem longe do seu corpo, tipo três metros e meio, mais ou menos. Mas você também tem barreiras muito apertadas, bem próximas de você. Elas são apertadas demais. É como se você deixasse as pessoas entrarem bastante, mas, quando chegam em certo ponto, você simplesmente se desliga. De todo mundo.

"É, porque as pessoas são babacas", pensei. "As pessoas te magoam ou te sugam até o caroço."

– Permita que algumas delas entrem. Especialmente aquelas que se importam com você.

– Vou pensar – falei, enquanto mentalmente reforçava minhas barreiras, porque foda-se essa ideia.

Elaine estava de costas para mim, pintando a tela à sua frente com espirais espessas de azul e verde. De súbito, ela parou e girou a cadeira para ficar de frente para mim.

– Pare com isso. Você sabe que se sente infeliz e sozinha. Você não será feliz de verdade enquanto não deixar que as pessoas vejam suas vulnerabilidades, Jen. Abaixe suas muralhas – disse ela.

Ela retomou a pintura e eu peguei mais lenços, porque, caralho, ela meio que me pegou com essa.

"Sem problemas", pensei. "Todo mundo tem muralhas e barreiras e essas merdas. Isso é autoajuda comum, coisas inspiradoras que podem ser aplicadas a qualquer um."

Elaine girou a cadeira de novo.

– Há quanto tempo você é uma trabalhadora de energia? – perguntou ela.

"Arrá! Viu? Ela não sabe nadinha a meu respeito."

Eu ri.

– É, não. Acho que você errou o alvo com essa.

Elaine deu um sorriso suave.

– Não errei, não. Eu não sei o que você faz para ganhar a vida, mas você lida com energias. Você é uma trabalhadora de energias poderosa. Agora mesmo eu posso sentir que há pessoas plugadas em você, por você emitir tanta energia, mas isso lhe esgota porque são pessoas demais. *Milhares* de pessoas estão plugadas na sua energia todos os dias. Isso faz sentido para você?

Pensei na minha comunidade on-line e senti minha pulsação acelerar, mas mantive a voz calma quando falei:

– Mais ou menos.

– E você doa essa energia livremente, porque pode sentir a dor dessas pessoas e quer que elas se sintam melhor. Você é uma curadora, Jen. Mas seu suprimento é finito e, quando você faz isso, você se esgota e aí fica doente e precisa recarregar.

Comecei a chorar outra vez e assenti com a cabeça. Eu sentia que ela podia *me ver*. Podia ver o quanto eu estava cansada. Estávamos no quinto mês da pandemia do coronavírus e não havia um fim à vista. Eu vinha fazendo tudo o que podia para manter o ânimo de meus seguidores. Passava horas papeando com eles, ouvindo-os, lendo para eles, entretendo-os e fazendo qualquer outra coisa que me ocorresse. Toda noite eu ficava tão exaurida que não tinha mais nada no tanque para mim mesma ou para a minha família.

– Eu posso lhe ajudar – disse ela. – Você só precisa se centrar. Você tem que sair de casa e se reconectar com a terra.

Eu me senti tão desconfortável. Era como se estivesse nua na frente de uma desconhecida. Quando me sinto presa ou assustada, faço piadas horríveis, então disse:

– Ei! Eu tenho azucrinado meu marido para construir um pátio, mas ele é muquirana demais. Posso dizer que os espíritos me disseram que eu preciso de um pátio?

Elaine me ignorou e disse:

– Em dias particularmente exaustivos, basta tirar os sapatos e caminhar descalça no quintal.

– Ah. É, acho que isso também pode funcionar. Mas eu quero mesmo um pátio. – Pelo menos ela não disse que eu precisava tomar sol no cu nem nada assim. – Isso eu posso fazer.

– Você é esquisita – disse Elaine.

Eu devo ter parecido chocada, porque ela disse:

– Não quis ofender. Continue esquisita. É o seu superpoder. Abrace a sua esquisitice. Você finalmente ama quem você é. E precisa mesmo encher sua própria bola.

Eu ri em meio às lágrimas.

– Eu encho a minha bola muito bem. Às vezes eu me encrenco por causa do meu ego.

– Não – disse Elaine. – Encha ainda mais. Fale, não fique quieta. Diga o que quer dizer. Não importa o quê.

– Ah, isso não é um problema – falei.

– Você é familiarizada com chacras? – perguntou Elaine.

– Só o bastante para caçoar deles – respondi.

Ela ignorou meu sarcasmo defensivo e prosseguiu:

– Existem sete chacras. Base, esplênico, plexo solar, cardíaco, laríngeo, frontal e coronário. Dois dos seus chacras são muito fortes. O coronário...

Dei um sorriso zombeteiro.

– Acho que não, hein? Eu não tenho coração – falei. Eu fico muito babaca quando estou desconfortável.

Ela parou de pintar outra vez, olhou nos meus olhos e falou muito claramente.

– Eu já disse, você é uma curadora. Seu chacra coronário é muito forte. Você se importa profundamente. Com muitas coisas. Mas as suas barreiras impedem que os outros enxerguem isso com clareza, e você está com raiva porque ninguém se importa tanto quanto você.

Eu não tinha uma resposta mordaz para ela, então fiquei quieta.

– Seu chacra laríngeo é mais forte ainda. O chacra laríngeo tem tudo a ver com a criatividade e a comunicação. Dar voz a suas opiniões. E com a liberdade de ser quem você quer ser. O seu é muito forte.

"É claro que é", pensei. "Eu sou a Jen Mann, do *Gente que eu quero dar um murro na cara*. Aqui vou eu, seus arrombados!"

– Alguma parte disso a afeta? – perguntou Elaine.

Eu simplesmente dei de ombros. Estava me esforçando muito para agir com naturalidade (apesar de todo o chororô), mas, sim, tudo soava verdadeiro.

– Você quer conversar sobre o projeto em que está trabalhando? – perguntou ela.

– O projeto? – perguntei, supercasual.

– Levou um longo tempo, mas você quase terminou. Só mais um pouquinho.

Só havia um projeto. Eu vinha trabalhando neste livro há mais de um ano e havia começado minha segunda rodada de revisões. O manuscrito era tudo em que eu pensava. Eu o havia reescrito pelo menos duas vezes. Eu sonhava com ele, preocupava-me com ele, estava obcecada por ele. Seria meu primeiro livro que não se encaixava sob a égide do *Gente que eu quero dar um murro na cara* e eu estava receosa de que a minha audiência não fosse aceitá-lo. Tinha medo de que todo o tempo e energia que dediquei a ele seriam um desperdício. Mas não contei a Elaine nada disso. Eu simplesmente fiquei ali sentada, encarando-a.

– Você está perto de terminar – disse Elaine. – Não tenha medo de terminar.

Imediatamente uma onda de alívio me varreu e eu caí no choro de novo. Todo o estresse e ansiedade que eu vinha carregando no corpo pelo último ano foram liberados. Eu não fazia ideia se o que ela estava dizendo seria concretizado, mas só de ouvir aquelas palavras foi o bastante para me trazer conforto.

Ela parou por um momento, consultando seus guias espirituais.

– Bem, isso soará estranho, especialmente por estarmos nessa época de Covid-19: estou recebendo a palavra "viral", mas não como se você estivesse doente. É viral de um jeito bom. Como dizem na internet? Você já ouviu essa expressão?

Assenti, mal respirando. É claro que eu conhecia essa expressão.

– *Você* é viral. As coisas que você tocou são virais. Isso não é uma exceção. Você pode manifestar o que quiser, mas precisa parar de remoer e de ficar no seu próprio caminho, caralho. – Ela ofegou e cobriu a boca. – Desculpe, mil desculpas! Eu nunca xingo durante uma sessão.

Eu ri alto.

– Puta merda – falei. – Se é para você soltar um palavrão numa sessão de cura pela energia, eu sou a pessoa certa com quem fazer isso.

– Confie em si mesma. Ignore todo mundo e faça o que você faz de melhor – disse ela. – Você sabe o que precisa fazer. Vá lá e faça, porra.

Elaine me disse muito mais coisas naquele dia – *muito mais* –, mas isso é o que estou disposta a compartilhar até o momento. (Limites, babacas.) Mas pode confiar em mim, eu anotei tudo antes que pudesse esquecer, e se alguma parte se realizar, eu conto para vocês.

Não sou uma convertida, mas também já não sou mais uma cética. Claro, ela me disse algumas coisas estranhamente específicas, mas, na maior parte, Elaine me disse coisas que eu já sabia, mas que precisava ouvir outra pessoa me dizer. Às vezes, eu fico emperrada e me esqueço de quem sou, o que eu quero e do que sou capaz. Eu precisava que ela se esticasse para além da divisa e telepaticamente me desse um tapão na cara e dissesse: "Sai dessa, acorda! Você é Jen Mann, caralho. Aja de acordo!". Eu saí da nossa sessão física e emocionalmente exausta, mas também me sentindo empoderada, focada e determinada.

O que isso me ensinou é que acreditar num poder superior pode ajudar. Agora eu entendo por que minha mãe deposita sua fé em Deus quando está com medo e por que Darla confia em seus cristais para repelir energias negativas. Entendo por que tanta gente se sente em paz na natureza ou quando está cercada por animais. Conforme envelheci, eu fiquei mais mente aberta quanto a esse tipo de coisa e o efeito benéfico que isso pode ter. Adotei a ioga, estou (a contragosto) me empenhando na meditação e, talvez um dia, se qualquer uma das coisas que Elaine me disse vier a acontecer, eu acreditarei no meu guia espiritual. Até lá, ainda acredito que estamos todos conectados e acredito que existem muitos caminhos que se pode tomar para chegar ao topo da sua montanha pessoal. É só escolher o caminho que for correto para você.

PÉROLAS DA JEN

O pensamento mágico nem sempre é ruim. É claro que você deveria ser cética, mas também deveria estar aberta a descobrir o caminho que funciona para você e para suas crenças. Eu não dou a mínima para o quê você acredita. Todos nós precisamos de um discurso motivador de vez em quando, seja de um líder religioso, um vidente, uma amiga ou simplesmente de nós mesmas, para nos relembrar quem é que nós somos, caralho.

eu não sou para todo mundo, e está tudo bem

Aproveite tudo o que você é

Sou relembrada constantemente que sou "uma pessoa difícil" e "não sou pra todo mundo". Às vezes, as pessoas fazem essas observações como um elogio, mas na maioria do tempo a pessoa que me diz isso está tentando me fazer mudar. Conforme vou envelhecendo, estou cada vez mais confortável na minha própria pele "esquisita" e me recuso a tentar me encaixar. É, de verdade, uma das partes mais libertadoras de estar na meia-idade e aceitar isso plenamente agora.

– Sobre o que é o seu livrinho? – um homem perguntou.

Eu levantei a cabeça do livro que estava autografando e avaliei o sujeito bloqueando a frente da minha mesa. Ele era um cara branco, razoavelmente jovem, todo certinho, sem aliança, e tinha DAVE bordado no peito de sua camisa polo passada à perfeição. Havia uma fila, mas Dave sentiu a necessidade de cortá-la e me interromper. Eu o reconheci de imediato.

Eu estava num salão de festas em Michigan e tinha acabado de falar para um grupo de líderes de negócios da cidade sobre usar o humor para cultivar uma plataforma on-line. Todos estavam sentados em mesas redondas e comiam um bufê de café da manhã enquanto eu falava. De vez em quando alguém se levantava no meio da minha fala para ir ao banheiro ou encher de novo a xícara de café, mas, tirando isso, todos continuaram em seus lugares. Exceto Dave. Ele ficou de pé no fundo do salão, franzindo a testa e chacoalhando a cabeça durante minha apresentação toda. Era impossível não o ver. Eu o vi, mas nunca demonstrei tê-lo visto. Eu não uso notas quando falo, então o ignorei, porque me recusava a permitir que ele me abalasse e me fizesse esquecer de onde eu estava.

Eu conhecia o tipo de Dave. Ele não era o primeiro Dave com quem eu lidava, e eu sabia que essa conversa podia seguir dois rumos: (1) Ele usa um comportamento escroto como forma de disfarçar suas inseguranças, embora lá no fundo ele gostou muito do que eu tinha a dizer e precisava ouvir aquilo, mas precisa de alguns minutos antes de poder admitir isso, ou (2) ele é simplesmente um cuzão.

Terminei de autografar o livro e o entreguei à mulher que havia pagado por ele.

– Obrigada – falei para ela.

Em seguida, voltei minha atenção para Dave.

– Do que se trata? Bem, você não ouviu a minha palestra? Eu já lhe disse do que se trata – repreendi, porque eu tendo a enfrentar comentários hostis com sarcasmo. É sarcasmo ou ir direto para "Segue a vida, cara, você tá bloqueando a porra da minha mesa".

Ele fez uma careta.

– Você falou muito rápido.

Eu não argumentei. Eu tinha muito a dizer e não dispunha de muito tempo para dizer tudo.

– Bem, meu *livrinho* é, na verdade, meu terceiro livro de uma série de best-sellers do *New York Times*. – Eu sabia que soava meio fanfarrona, mas não ligava. Dave chamou meu livro de livrinho. Eu levantei um exemplar do livro e mostrei o título: *Trabalhando com gente que eu quero dar um murro na cara.*

Ele franziu a testa.

– Parece violento – disse ele.

– Eu lhe garanto que não é. É humor, não um manual de instruções – retruquei, gesticulando para a próxima pessoa na fila. Ignorei

Dave para poder falar com o homem que queria de fato comprar um exemplar do meu livro.

Mas Dave não aceitaria ser ignorado.

– Posso pelo menos dar uma olhada em um antes de resolver se quero comprar? – perguntou Dave.

– Claro – respondi. Indiquei a pilha de livros ao meu lado. – Fique à vontade.

Ele pegou um exemplar da pilha e se afastou. Eu o vi dar uma folheada, mas ignorei seus suspiros dramáticos e seus *tsc, tsc* (supus que fosse por causa dos meus palavrões salpicados como vírgulas no texto). Minha fila havia diminuído para apenas cerca de 10 ou 15 mulheres quando Dave irrompeu junto à mesa outra vez, ignorando as mulheres cujo lugar na fila ele havia cortado. Ele levantou o livro.

– Essa lista – disse ele, balançando o livro na minha direção. – O que é isso?

– É a minha "Lista de Socos" – falei. – Eu faço uma lista para todos os meus livros. Elas dão uma ideia dos tópicos que vou cobrir nos ensaios contidos ali.

Ele leu em voz alta:

– *Mansplainers*.

Soltou um grunhido e revirou os olhos.

"Certo. Ele é um número dois. É um babaca sem absolutamente nenhum senso de humor. Isso será divertido."

– Eu acho que você nem sabe o que é *mansplaining* – disparou Dave.

As mulheres o encararam, boquiabertas. A pura ironia daquela declaração quase matou todas nós.

Sorri friamente.

– O fato de você estar me dizendo que eu não sei o que a palavra significa me diz que *você* não sabe o que ela significa.

Dei um sorriso malicioso para as mulheres e elas soltaram risadinhas.

Foi tudo de que precisou. Vi a mudança em Dave. Observei seus olhos ficarem sombrios e seu rosto endurecer. Se antes estávamos meio que provocando um ao outro, agora o bicho ia pegar de verdade. Dave queria partir para a guerra.

Ele me olhou feio.

– Ah, é? Bom, e como se chama uma mulher que acha que sabe tudo?

As mulheres soltaram um ofego baixinho.

– Eu sou uma pessoa esperta que confia nas mulheres, então eu poderia chamá-la de correta – falei, olhando fundo nos olhos dele e me recusando a desviar o olhar ou me acovardar.

As mulheres riram.

Dave fumegou e me olhou carrancudo.

– Você não é para todo mundo – cuspiu ele, a boca curvada num esgar mal-intencionado, confiante em sua retórica.

O negócio é o seguinte. Dave estava tentando me irritar e, até ali, eu havia me recusado a morder a isca. Mas eu conhecia homens como Dave. Já lidei com muitos Daves ao longo dos anos. Escrevo muitas observações a respeito de tudo, desde política até cultura pop, passando por criação de filhos. Minhas opiniões podem ser um tanto polarizadoras às vezes, e, embora a maioria dos meus leitores goste do que eu tenho a dizer, sempre tem alguém que discorda. Não importa o que eu escreva, tendo a receber críticas duras e reações basicamente sobre qualquer assunto. Sou conhecida como alguém que gosta de agitar as coisas, e, às vezes, quando estou num evento como aquele, alguém decide que tentará agitar as minhas coisas. Dave estava tentando exatamente isso.

Considerei as palavras de Dave. Elas tinham a intenção de me machucar. Eram um ataque contra mim. Ele estava me dizendo o que tantos homens (e até algumas mulheres) vinham dizendo para mim ao longo dos anos:

– Abaixa a bola aí!

– Cala a boca!

– Faça o que você faz de melhor: faça a gente rir!

– Ninguém liga para o que você pensa! Você não é ninguém!

Sempre que eu cruzava algum limite e ofendia ou insultava ou simplesmente aborrecia um homem com minha opinião, ele era rápido para descontar em mim. Para me dizer que eu era só uma dona de casa gorda do Meio-Oeste dos Estados Unidos que não sabia de merda nenhuma. Já fui chamada de todo nome feio, fui ameaçada de violência, minha família foi ameaçada, e eu continuo a erguer minha voz.

"Por quê?", você me pergunta.

Porque, muitos anos atrás, eu encontrei minha voz e encontrei minha turma. Eu descobri que eu podia dizer as coisas que outros não podiam. Eu podia falar por aqueles que eram incapazes de levantar sua voz ou que não eram corajosos o bastante. Eu podia falar por aqueles que sentiam que suas ideias eram insignificantes. Podia falar por aqueles que se sentiam sozinhos e invisíveis. Aqueles que pediam desculpas meramente por existir. Eu não sou para todo mundo, mas sou *para eles*, e essa era a parte que Dave não conseguia entender. Eu nunca vou pedir desculpas por falar a minha verdade.

Eu ainda não havia respondido, então Dave tentou outra vez.

– O que você tem a dizer aos seus *haters*?

Eu ri. (Porque muitos homens como Dave odeiam isso. Eles odeiam quanto espaço eu ocupo, quanto ar eu uso, como eu sou ruidosa, como eu deixo que minha luz brilhe num clarão.)

– Eu digo, quem liga para eles? – falei, num rosnado.

Dave estava incrédulo.

– O quê? Você não liga para o que as pessoas pensam de você? – exigiu ele. – Eu não acredito! Você está mentindo.

Foda-se o Dave. Ele não sabia com quem estava lidando. Eu não ia para casa há mais de uma semana e ainda tinha mais três paradas antes de poder dormir na minha cama de novo. Eu havia dado aquela palestra tantas vezes que *eu mesma* já estava enjoada de ouvir a minha própria história e de escutar minha voz. Eu já tinha recebido e o cheque fora depositado. Vendi todos os livros que tinha trazido para vender naquele dia, então não precisava mais ser polida. Eu não conhecia ninguém naquela sala. Nunca mais veria essas pessoas. Eu não dava mais a mínima e estava pronta para acabar com ele e ir atrás do almoço.

– Você não consegue imaginar isso, não é, Dave? Não consegue imaginar uma mulher que não dá a mínima para o que você ou qualquer outra pessoa pensa. Uma mulher que é tão confiante em quem ela é que nada do que você diga pode machucá-la. Você está absolutamente certo, eu não sou para todo mundo, e não há nada de errado nisso.

– Mas, mas... – gaguejou ele. – Eu não consigo acreditar, parece mesmo que você não se importa com isso!

– O negócio é o seguinte, Dave. Existem apenas quatro pessoas neste mundo cuja opinião importa para mim, e você não é uma delas. São apenas meu marido, meus dois filhos e eu mesma. Todo o resto pode ir se foder. Você não é a primeira pessoa a me dizer isso e não será a última, mas para mim chega de tentar ser aceitável para todo mundo. Eu alcanço as pessoas que precisam de mim, e essas são as pessoas para quem eu escrevo. Eu não ligo se você odeia o que eu tenho a dizer. Não ligo se isso machucou o seu ego, feriu seus sentimentos ou fez você pensar de verdade por um minuto, caralho, ou seja lá o que for que o irritou. Eu não tenho nenhum plano de mudar quem sou, e se você não gosta do que eu tenho a dizer, sugiro que siga em frente e encontre outra pessoa com quem conversar, porque você está bloqueando a minha mesa e as pessoas que de fato querem conversar comigo.

Puxei meu livro das mãos de Dave. Sua boca se abriu, fechou, mas nenhum som saiu. Eu o encarei, inabalável. Bem, por dentro eu me abalei um pouquinho, sim, porque embora saiba que estou certa e não tenha medo de confrontar as pessoas, uma hora dessas eu *vou* acabar levando um murro na cara de algum sujeito fulo da vida, e eu ainda tinha outra apresentação naquela noite e não queria aparecer com o olho roxo – se bem que eu teria ficado com uma aparência bem fodona e teria uma ótima história para contar, mas ainda assim.

Dave ficou se esgueirando em volta da minha mesa pelo resto do evento. Ele desafiava qualquer um que se aproximasse de mim.

– O que você acha das coisas que ela escreve? – ele exigia saber.

Quase todo mundo o ignorava ou o dispensava. Eu não voltei a falar com Dave e me recusei a reconhecer sua presença ali. Não daria àquele *troll* a luz necessária para ele crescer.

Quando voltei ao hotel naquela noite, liguei para minha família e contei a eles a história. Minha filha estava no telefone.

– Você tem *haters*? – perguntou ela, tristonha.

Dei de ombros.

– Tenho, e daí?

– E você não liga? – Seu cérebro de 9 anos não conseguia compreender. Naquela época, ela estava lidando com travessuras de meninas más na escola e fazia hora extra se empenhando para persuadir essas meninas a serem suas amigas. Ela não conseguia entender a ideia de, em vez disso, ignorá-las.

– Por que eu deveria ligar para o que alguém acha de mim? – respondi. – Isso é com eles. São eles que passam seu tempo se preocupando com o que eu estou aprontando e o que estou fazendo. São eles que estão tirando tempo de suas vidas ocupadas para me avisar o quanto eles acham que eu sou uma merda. Hoje Dave gastou uma hora preciosa da vida dele tentando me fazer sentir mal. Foi ele quem desperdiçou o tempo dele. Eu fiz meu trabalho, ganhei dinheiro e conheci gente nova. Dave é que saiu perdendo aqui.

– Mas você não quer que todo mundo goste de você? – perguntou ela. – Se eles não gostarem de você, não vão comprar os seus livros. Esse cara não comprou um livro, comprou?

Balancei a cabeça.

– Eu jamais quereria que ele comprasse o meu livro. Ele não é da minha turma. Meu livro não é para ele. Eu não escrevo para ele.

– Você não fica magoada de saber que as pessoas não gostam de você? – disse minha filha, a voz espessa de emoção. Imaginei as lágrimas enchendo os olhos dela.

– Eu levei um longo tempo para chegar neste ponto – falei. – É por isso que preciso que você aprenda mais rápido do que eu aprendi.

– Aprender o quê?

– Que ninguém pode nos fazer sentir mal com a gente mesmo, a não ser que *a gente* permita. Eu não sou para todo mundo, não. Dave tinha razão nisso. Mas não se preocupe com as pessoas que não são para você. Encontre as que são. *Essa* é a sua turma.

Eu não vou mentir. Nem sempre fui forte assim. A primeira vez que recebi uma mensagem de ódio, eu chorei. Bastante. Fiquei aturdida que alguém pudesse dizer coisas tão maldosas e cruéis para mim. Especialmente alguém que nem sequer me conhecia. É esquisito, eu fiquei magoada quando minhas amigas Page e Hannah não aceitaram meu novo eu, mas fiquei ainda mais chateada quando desconhecidos me atacaram. Por que eu permiti que eles me incomodassem mais? Não faço ideia. Mas permiti. Perdi o sono por causa dos comentários deles e queria responder e me defender.

Foi só quando respirei fundo e me afastei um pouco que me dei conta de como estava sendo boba, permitindo que eu perdesse meu tempo com essas pessoas. Essas pessoas questionavam minhas habilidades para criar meus filhos e ameaçavam tomá-los de mim. Deixe-me dizer isso outra vez: desconhecidos na internet ameaçaram roubar meus filhos por causa de uma postagem sobre uma boneca num blog. Esse foi o ponto da virada para mim. Foi quando eu encontrei a força para dizer: "E quem te perguntou, caralho?".

Foi quando eu soube que teria que me empenhar para ficar mais durona. Parei de dar tanto espaço na minha cabeça para as pessoas. Esse espaço é sagrado e não está aberto ao público. Aí eu retirei seu oxigênio e sua luz e deixei que morressem de inanição pela falta de atenção. Não me entenda mal, eu gosto de provocar às vezes. Um dos meus alívios favoritos para o estresse é brigar com desconhecidos na internet, mas essa é uma solução temporária. Eu me sentia melhor por um segundo, sim, mas também deixava que essas pessoas soubessem que elas me afetavam. Foi muito melhor quando descobri que eu não precisava comparecer a toda briga para a qual me convidavam. Agora eu escolho minhas batalhas. Também mudei meu foco. Eu gastava muito tempo com o um por cento de pessoas que tiravam tempo de seu dia ocupadíssimo, tirando sujeira do próprio umbigo, para me dizer que eu sou horrível. Redirecionei minhas energias para encontrar as pessoas que acham que eu sou sensacional. Coloco todo meu empenho em encontrar a minha turma. Meu objetivo é encontrar a "minha turma", não apenas on-line, mas na vida real também. Separar as pessoas que gostam do meu tipo e deixar que os outros sumam.

Isso é algo que levei mais de vinte e cinco anos para dominar. Vinte e cinco anos longuíssimos. Queria que a minha mãe tivesse me dito isso no jardim de infância, quando voltei para casa chorando porque uma menina mais velha (provavelmente no primeiro ano, mas ela parecia muito sofisticada para mim naquela época) caçoou das minhas meias listradas até o joelho, que eram incríveis, e eu me recusei a usá-las de novo. Queria que a minha mãe tivesse me dito isso no ensino médio, quando me mudei de Nova Jersey para o Kansas e tive que descobrir como encaixar meu cinismo e sarcasmo da Costa Leste com a molecada pudica do Meio-Oeste. Foi uma lição dura de aprender, mas finalmente consegui. Eu não me importo com o que os outros pensam de mim. Não tento mais manter as aparências com os vizinhos nem me comparar com as amigas. Não me estresso se estou cabendo no guarda-roupa certo ou se tenho uma casa digna de revista. Não me permito sofrer com culpa materna ou ficar questionando meu estilo de criação de filhos. Não me censuro nem me coloco mais como vítima. E nunca estive tão feliz.

Eu sei que pode parecer leviano dizer simplesmente "eu não estou nem aí", mas pode ser realmente fácil assim. Este é o superpoder das mulheres de meia-idade. Você sabe quem você é e o que quer, então corra atrás. Conforme fui envelhecendo, tornei-me muito mais confiante em quem eu sou. Reconheço meu valor e sou valiosa. Minhas habilidades são valiosas. Meu tempo é valioso. Meu espaço é valioso. Minha atenção é valiosa. Tudo isso. Portanto, não vou mais permitir que vampiros de energia entrem em meu mundo. Não vou continuar relacionamentos tóxicos. Quando me sinto maltratada, eu falo. Quando tenho uma opinião, eu a compartilho sem medo de ser julgada. Porque eu sei que encontrar a nossa força sempre nos empurra adiante.

Você está agora num ponto da sua vida em que nunca precisa mudar quem você é (a menos que você queira) – ou melhor, você precisa encontrar as pessoas que gostam de você por você. Aceite suas peculiaridades, conheça seus pontos fortes, celebre suas diferenças, encontre sua felicidade dentro de si, em vez de buscá-la em outro lugar. Ria de si mesma, grite contra a injustiça, seja barulhenta, seja quieta, seja suave, seja durona, seja feminina, jogue sujo, chore, sonhe, imagine, trabalhe duro, tenha tudo.

PÉROLAS DA JEN

A meia-idade morde, mas só se você deixar!

agradecimentos

Eu realmente odeio escrever agradecimentos. Não porque odeie agradecer às pessoas (eu adoro essa parte), mas porque me preocupo que vou ficar toda piegas, ou não serei piegas o bastante. Também me preocupo com a possibilidade de deixar alguém de fora, porque meu cérebro de 40 e tantos anos é movido por um *hamster* numa rodinha. Assim, acho que o melhor é fazer uma lista e depois conferir duas ou três vezes e depois pedir ao *hamster* para também dar uma olhadinha.

Então eis aqui o que eu e o *hamster* reunimos:

Muito obrigada à minha editora, Pamela Cannon. Este livro não existiria sem você. Quando eu me sentei aquela noite na frente do notebook, chorando, ranhenta, eu não fazia ideia de que você leria minha postagem no blog e veria ali um livro. Obrigada por sua visão, sua paciência imensa e sua orientação para me ajudar a parir este bebê-livro. E um obrigada adicional a toda a equipe Ballantine por seu trabalho duro e dedicação a este livro.

Quando escrevi a postagem que inspirou este livro, eu tinha acabado de me separar da minha agente literária porque senti que precisava de um tempinho sozinha para descobrir o que diabos eu estava fazendo com a minha vida. Quando surgiu a oportunidade de publicar este livro, eu sabia que precisava de uma boa agente, e rápido. Por sorte, Jen Lancaster sempre foi uma pessoa boa e generosa desde a primeira vez em que a persegui numa sessão de autógrafos em Kansas City e declarei que ela era a minha inspiração para começar a escrever e que nós deveríamos ser melhores amigas. (Ainda não acredito que você me deu seu telefone naquela noite, Jen!) Graças a Jen, em poucos dias eu havia me unido não a um, mas a dois agentes incríveis. Muito obrigada a Steve Troha e a Erin Niumata por toda a sua ajuda e seu *feedback* com este livro.

Um ano e meio atrás eu comecei o grupo "Mordidas da meia-idade" no Facebook. No momento em que escrevo isso, ele tem 17.768 membros. Sou grata a cada uma de vocês. Cada uma de vocês inspirou este livro. Eu não me importo se você entra lá só para ler, você foi vital para o processo. Só o fato de você sentir que precisava estar lá foi o bastante para ajudar a me motivar a compartilhar minha história.

E não é só ao grupo. Sou grata a cada pessoa que me segue nas redes sociais. Há nove anos, eu era uma mulher gritando para o buraco negro da internet, e agora estou vivendo meu sonho. Obrigada a todo mundo que já leu uma postagem no blog, compartilhou uma atualização de *status*, curtiu uma foto ou comprou um livro. Você é da minha turma, e eu fico muito feliz por você ter me encontrado.

Um obrigada imenso ao maridão. Seu apoio constante também foi vital para este livro. Obrigada por sempre me encorajar a dizer o que eu preciso dizer. Obrigada por amar a mim e aos nossos filhos (e ao Stan, o cachorro) incondicionalmente. Você é o melhor parceiro que eu poderia pedir.

Este livro levou uma eternidade e três dias para escrever, então preciso agradecer a meus filhos por fazerem seu próprio jantar, lavarem as próprias roupas sujas e me ouvirem gritar constantemente: "Fiquem quietos, estou tentando escrever um livro!". Eu sei que é embaraçoso ter uma mãe que joga todas as suas porcarias na internet, e sou grata a vocês dois por me permitirem compartilhar suas vidas com um bando de desconhecidos. Será bem mais fácil quando vocês estiverem na terapia quando adultos. É só entregar ao médico todos os meus livros e dizer: "É por isso que eu estou aqui". Mas eu espero que vocês sempre leiam nas entrelinhas e vejam que eu amo vocês dois mais do que tudo neste planeta. Agora, alguém leve o cachorro para passear, por favor. Ele está choramingando, e eu estou tentando escrever meus agradecimentos.

Google, Google Analytics e YouTube são marcas registradas de Google, LLC. / Friends é uma marca registrada da Warner Bros. Television / Facebook e Instagram são marcas registradas da Meta / Pinterest é uma marca registrada de Pinterest / AOL é uma marca registrada do Yahoo / Ewoks e Stormtroopers são personagens do universo Star Wars. Star Wars é uma marca registrada da Lucasfilm Ltd. / Um é pouco, dois é bom e três é demais (Three's Company) é uma marca registrada de Fremantle / As panteras (Charlie's Angels) é uma marca registrada de Sony Pictures Television / TikTok é uma marca registrada de TikTok / Botox é uma marca registrada de Allergan, Inc., uma empresa da AbbVie / Tupperware é uma marca registrada da Tupperware / Chico's é uma marca registrada de Chico's Distribution Services, LLC. / Costco é uma marca registrada da Costco Wholesale Corporation / Jeep e Jeep Wrangler são marcas registradas da FCA US, LLC. / Disney é uma marca registrada da Disney / Olive Garden é uma marca registrada da Darden Restaurants, Inc. / Mercedes-Benz é uma marca registrada da Mercedes-Benz AG / Netflix é uma marca registrada de Netflix, Inc. / Amazon e Kindle são marcas registradas de Amazon.com, Inc. ou suas afiliadas / Visa é uma marca registrada da Visa / Mastercard é uma marca registrada da Mastercard / Amex é uma marca registrada da American Express Company / Avon é uma marca registrada de The Avon Company / Super Bowl é uma marca registrada de NFL Enterprises, LLC. / Lycra é uma marca registrada de The LYCRA Company / Crocs é uma marca registrada de Crocs Retail, LLC. / Coca Zero é uma marca registrada de The Coca-Cola Company / Walmart é uma marca registrada de Walmart / Post-it é uma marca registrada de 3M / Supergatas (The Golden Girls) é uma marca registrada de Disney-ABC Domestic Television / Peaky Blinders é uma marca registrada de BBC Studios / The Office é uma marca registrada de NBCUniversal Media, LLC. / Ghost: do outro lado da vida é uma marca registrada da Paramount Pictures

Esta obra foi composta em Kepler Std
e Objektiv Mk1 e impressa em papel
Pólen Soft 70 g/m² pela Gráfica Santa Marta.